ESTE LIBRO TE HARÁ SENTIR COSAS

FLORENCE BARK

ESTE LIBRO TE HARÁ SENTIR COSAS

Meditaciones para autoestimularse sola o en compañía

Traducción de Ana Pedrero Verge

Autoconocimiento

Diana

Obra editada en colaboración con Editorial Planeta – España

Título original: *This Book Will Make You Feel Something*
Publicado por primera vez en Gran Bretaña en 2023 por Sphere.

© Florence Barkway, 2023
© de la traducción, Ana Pedrero, 2024

Composición: Realización Planeta

© 2024, Editorial Planeta, S. A. –Barcelona, España

Derechos reservados

© 2024, Editorial Planeta Mexicana, S.A. de C.V.
Bajo el sello editorial DIANA M.F.
Avenida Presidente Masarik núm 111,
Piso 2, Polanco V Sección, Miguel Hidalgo
C.P. 11560, Ciudad de México
www.planetadelibros.com.mx

Primera edición impresa en España: septiembre de 2024
ISBN: 978-84-1119-176-0

Primera edición en formato epub: noviembre de 2024
ISBN: 978-607-39-2142-8

Primera edición impresa en México: noviembre de 2024
ISBN: 978-607-39-2091-9

Impreso en los talleres de Litográfica Ingramex, S.A. de C.V.
Centeno núm. 162-1, colonia Granjas Esmeralda, Ciudad de México
Impreso en México – *Printed in Mexico*

Índice

INTRODUCCIÓN

Diría que me pasé la mayor parte de mi juventud masturbándome. Recuerdo el momento exacto en el que descubrí que tocarme me daba placer y que, a partir de ese día, todo cambió. Encontraba objetos que vibraban por todas partes: mi ratón de juguete, que «corría» por las superficies a base de vibraciones palpitantes; una pluma vibradora que rizaba las letras al escribir; mi zapatófono Nokia; el control del Play... y desde entonces no he parado. Me encanta masturbarme, y espero que a ti también. Ojalá que no tengas ningún problema para sacar el tema, para decir que no te va bien quedar para cenar porque tienes planes con tu vibrador, para comentar con tus amigas cómo te gusta hacerlo y para preguntarles en qué piensan cuando lo hacen. Sin embargo, lo más probable es que este no sea el caso. Todas conocemos a alguien que mantuvo en secreto sus hábitos masturbatorios en la adolescencia —yo también lo hice, hasta cierto punto— y es posible que esta vergüenza, junto con otras razones culturales, permeara en nuestra forma de ver la masturbación ya de adultas. Una encuesta reciente indica que hasta un 53% de las mujeres se sienten incómodas al hablar sobre la masturbación, a pesar de que el 91% la practicamos.[1] Cambiar esa tendencia nos iría bien por un montón de muy buenas razones, y ese es el objetivo que persigo con este libro.

Antes de entrar a explicarte todas esas razones, permíteme que me presente. Me llamo Florence Bark y llevo una década dedicándome al ámbito de la educación sexual, las relaciones y la intimidad. Soy copresentadora de *ComeCurious*, un canal de YouTube que creé en 2015 con mi mejor amiga, Reed Amber. También tenemos un pódcast llamado *F**ks Given*, que ha ganado algunos premios y que nos permite hablar aún más, si cabe, de sexo. Nuestra misión consiste en poner el sexo sobre la mesa para luchar contra la vergüenza y los estigmas que rodean al placer y contribuir a que todo el mundo tenga una vida sexual que sea lo más plena posible.

Ahora bien, ¿qué hace que la masturbación femenina sea tan importante como para que haya escrito un libro entero para animarte a que te toques?

1. Proporciona placer, y cualquier cosa que proporcione placer es importante.
2. Es una forma de autocuidado, y que nadie te diga lo contrario. Dedicar media hora, o toda una tarde, o incluso diez minutos a dejarte llevar por tu mente y darte cuenta de lo poderosa que eres —porque eres tú quien está generando todo ese placer— tiene que ser bueno a la fuerza. Es más, se ha demostrado científicamente que masturbarse es beneficioso para el cerebro. La masturbación y los orgasmos ayudan a liberar endorfinas, oxitocina, serotonina y dopamina, es decir, las hormonas de la felicidad. En pocas palabras: masturbarse estimula la felicidad y mitiga el estrés. Me refiero a los relatos eróticos de este libro como «meditaciones para la masturbación» porque me tomo el poder de la masturbación muy en serio y me gustaría que tú también.

3. Puede ayudar a mejorar tu vida sexual externa. Si digo «externa» es porque, en mi opinión, la masturbación también es vida sexual. Pero si además tienes relaciones sexuales con una o varias parejas, la masturbación puede ayudarte a descubrir qué quieres que te hagan para aumentar las probabilidades de llegar al orgasmo durante el sexo. Insisto en este punto porque los estudios sobre el número de personas que llegan al orgasmo durante el sexo suelen colocar a las mujeres al final de la lista, y la mayor brecha orgásmica se da entre los hombres heterosexuales y las mujeres heterosexuales. Según una encuesta que he consultado sobre hombres y mujeres británicos, el 61% de los hombres heterosexuales se viene durante el sexo, frente al 30% de mujeres heterosexuales;[2] otra sobre universitarios de Estados Unidos indica que el 91% de los hombres heterosexuales se vienen, en comparación con el 39% de las mujeres heterosexuales, lo que supone una enorme diferencia del 52%. Está claro que el orgasmo no tiene por qué ser el único objetivo cada vez que mantienes una relación sexual, pero esas estadísticas me parecen de lo más injustas. ¿Y cuál es la solución? Las investigaciones dicen que solo cerca del 30% de las mujeres llegan a venirse con la penetración, y que el resto necesitamos estimulación clitoriana.[3] Si un 30% de las mujeres heterosexuales dicen que se vienen habitualmente durante el sexo y, de estas, solo un 30% son capaces de venirse solo con la penetración, podemos afirmar que nuestro gran amigo el clítoris se queda fuera de la ecuación con demasiada frecuencia. La sorpresa es menor si tenemos en cuenta que la pornografía y las escenas sexuales de las películas y las series de televisión hacen que parezca que lo único que necesitamos para llegar al orgasmo es que nos penetren. Me encantaría que entre todas consiguiéramos que el clítoris fuera el rey no solo durante la masturbación o los preliminares,

sino también durante el sexo con penetración. Espero que este libro te ayude a admirar las maravillas que puede llegar a hacer tu clítoris, y que luego se las puedas contar a tu pareja.

4. Puede darte más seguridad con respecto a tu cuerpo. Si ya te masturbas y nunca te ha hecho sentir mejor en este sentido, te ruego que no empieces a preguntarte si lo has estado haciendo mal. La clave está en conocer los efectos beneficiosos de la masturbación, y con toda seguridad no haya nadie por ahí animándote a descubrirlos. No te preocupes, ¡para eso está este libro! Con los consejos que te iré dando, haré todo lo que pueda para ayudar a que te sientas a gusto contigo misma.

¿Qué encontrarás en este libro? Una serie de 25 consejos de lo más intensos para sacarle todo el partido a la masturbación, junto a 25 relatos para excitar tu mente. He incluido estos relatos porque, como quizá ya sabrás, la excitación empieza en el cerebro. Necesitamos algo sexi que nos ponga a tono y con lo que podamos fantasear mientras jugamos con nosotras mismas. Aunque algunas mujeres ven pornografía (y cada vez son más), a otras les provoca rechazo por toda una serie de razones, como por ejemplo que no siempre se identifican con las actrices que salen en pantalla, o que sus amantes no tienen el aspecto que a ellas les gustaría. Al leer estas meditaciones para la masturbación en lugar de verlas, puedes jugar con tu imaginación y asegurarte de practicarlas de la forma que más te agrade. He reducido al mínimo los detalles sobre los personajes para proporcionarte un lienzo en blanco.

Incluí consejos porque, en primer lugar, no creo que en el colegio nos enseñen lo suficiente sobre nuestra anatomía como para que sepamos sacarle todo el jugo; en segundo lugar, para hacerte explorar y establecer una relación íntima con tu cuerpo y descubrir lo que te gusta; y, en tercer lugar, para animar tu rutina y aprovechar todas y cada una de las increíbles posibilidades que te ofrece la masturbación.

Antes de seguir, quiero aclarar una cosa: soy una mujer cis y durante la mayor parte de mi vida me he inclinado por la vía heterosexual; me siento muy atraída por los hombres, y por eso, a pesar de que ahora me identifico como bisexual, los relatos de este libro reflejan mis propios deseos y lo más probable es que funcionen mejor con mujeres heterosexuales, bisexuales o pansexuales. Sin embargo, eso no significa que todos los relatos estén protagonizados por un hombre y una mujer. Aunque solo queramos acostarnos con personas del sexo opuesto en la vida real, a menudo nos gusta fantasear con personas del nuestro; es algo de lo más común y que puede ser muy excitante. Dejando a un lado mi propia identidad sexual, todo el mundo es bienvenido a esta fiesta, así que métete hasta el fondo, y ya me dirás qué te pareció. Algunos de los consejos están dirigidos en específico a personas con vulva, así que si tienes otros genitales, repasarás lo que sabes sobre tus posibles parejas o aprenderás curiosidades que espero que te resulten interesantes. Tampoco tengo ninguna discapacidad física; si no es tu caso, espero que aun así lo que encuentres en estas páginas te ayude. Ten en cuenta que quizá tendrás que adaptar algunos de los consejos a tus necesidades.

Por último, y antes de meternos en los aspectos más jugosos, quiero que redefinas la masturbación. Aunque la masturbación, tanto la palabra como la actividad, está muy pero muy bien, no incluye toda la experiencia que tenemos con nosotras mismas cuando disfrutamos del placer a solas. Te animo a que la veas como sexo en solitario. El hecho de no tener que depender de una pareja para sentir intimidad y experimentar la magia de tocarnos, merece más atención. Tener sexo en solitario implica que estamos practicando sexo solas, como mujeres y personas independientes, y eso es algo de lo que tenemos que hablar, que tenemos que disfrutar y a lo que le tenemos que dedicar tanto tiempo como al sexo con otra persona.

La próxima vez que te masturbes (quién sabe, tal vez cuando leas el primer relato...), inténtalo: piensa que estás teniendo sexo en solitario, que estás teniendo sexo contigo misma. Estoy segura de que se te da mucho mejor y que te das mucho más placer que la mayoría de las personas con las que te has acostado. Así que date ese mérito.

RECOMENDACIONES SOBRE CÓMO USAR ESTE LIBRO

Si quieres leerlo de principio a fin, ¡adelante! Aunque yo te recomiendo que empieces por el «Consejo clave» de la página 16, ya que espero que te ayude durante todo el libro, y que luego escojas la meditación que mejor encaje con la fantasía que más te vaya a excitar hoy. Para guiarte, al principio de cada meditación encontrarás una lista que te dirá qué puedes esperar. También puedes probar el diagrama de las páginas 22 y 23, que te ayudará a decidir en qué te gustaría profundizar cada vez que tomes este libro.

Cada meditación viene precedida de un consejo, y aunque puedes saltártelo, te animo a que lo leas. Quién sabe, quizá te dé una idea que haga que te explote la cabeza... Si ves que siempre acabas volviendo a los mismos relatos, escoge un consejo de los que preceden a otros relatos para seguir ampliando tu conocimiento.

Puede que quieras leer la historia una vez y luego masturbarte, o puede que prefieras masturbarte mientras la lees. Lo hagas como lo hagas, lo que sí te recomiendo es que leas lo más despacio posible. Mantén cada palabra en la boca y juega con ella con la lengua, o, si lo deseas, lee en voz alta. Cuando estamos excitadas podemos sentir la necesidad de ir a toda velocidad, pero te animo a que saborees la experiencia y te dejes llevar por el momento. De todas formas, lo más importante es que hagas lo que quieras hacer, ya que nadie sabe mejor que tú cómo te gusta.

Verás que hacia el final de cada meditación hay varias líneas en negrita. He indicado así el clímax de los personajes para que, si quieres hacer coincidir tu orgasmo con el del relato, veas a simple vista cuánto queda para llegar a ese punto.

Si tienes pareja, ¿por qué no le pides que participe alguna vez? A lo mejor puedes pedirle que lea el consejo y que siga sus recomendaciones, si se da el caso, mientras tú te acomodas y lees la historia en voz alta.

Cuando termines de leer el libro —o mientras estés en ello—, habla de él. Es importante que hablemos más sobre la masturbación femenina con nuestros amigos y familiares. En la década de los setenta, una feminista llamada Nancy Friday publicó *Mi jardín secreto*, y otra revolucionaria del sexo, Betty Dodson, publicó el trascendental *Sexo para uno*. Ambos libros fueron superventas y venían a cambiar el paradigma; cinco décadas después, las mujeres siguen teniendo problemas para verbalizar lo que les excita y priorizar la masturbación. Existen muchas razones culturales que hacen que así sea, y con ellas podríamos llenar un libro entero. Ahora bien, ya que prefiero que te masturbes, no nos detendremos mucho en este punto. He aquí el quid de la cuestión: cambiar esta situación está en tus manos. ¡Habla de ello! Antes, ve y tócate un poco.

BREVE NOTA SOBRE LAS MEDITACIONES PARA LA MASTURBACIÓN

Me referiré a los genitales por los nombres: vulva y pene. Aunque en algunos relatos notarás que recurro a otras formas como verga o culo; por ejemplo: «tiene la verga bien dura». Estas palabras tienen algo que con solo pronunciarlas resulta seductor. Te recomiendo que las digas en voz alta unas cuantas veces para divertirte un rato.

Depende de ti cuánto rato quieres dedicar a masturbarte. A mí me gusta mucho darme sesiones de una hora de vez en cuando, pero dado que los estudios en la materia apuntan a que, en promedio, las mujeres dedican entre cinco y diez minutos a un orgasmo cuando se masturban[4] (se tarda más durante las relaciones sexuales), cada historia tiene un tiempo de lectura de entre cinco y diez minutos. Puedes leer más de una en una única sesión, como prefieras.

Todos los personajes de los relatos dieron su pleno consentimiento a la relación sexual. Lo dejo claro de antemano para que no te preocupes mientras lees. Son fantasías, y están ahí para que te dejes llevar por ellas. También lo digo para que a nadie se le olvide que, en toda relación sexual, el consentimiento es muy importante. Tu consentimiento es fundamental, recuérdalo siempre.

Puede que algunas de las cosas que leas aquí te den ideas para tu vida sexual, pero no te las tomes como instrucciones y recuerda que algunas —como mantener relaciones sexuales en un parque o contra la pared en un callejón— son ilegales.

CONSEJO CLAVE: CONOCE TU ANATOMÍA

La definición que da el diccionario de la palabra *masturbar* es la siguiente:

«Estimular los órganos genitales o las zonas erógenas con la mano o por otro medio para proporcionar goce sexual».

Qué sexi, ¿no? Esta definición no menciona la que podría considerarse la parte más importante de masturbarse: el cerebro. Ya puedes tocarte todo lo que quieras, que si no estás de humor, no sentirás casi nada. Esta cuestión es muy importante y hablaré de ella en la página 24, pero este consejo clave se centra en los genitales. La masturbación puede ser increíble incluso si no llegamos al orgasmo (en esto también profundizaremos más adelante), pero si queremos alcanzarlo, o si queremos sentir más placer, primero tenemos que comprender los factores que entran en juego ahí abajo: el dónde, el qué y el porqué.

Para hacerlo, quiero que tomes un espejo, busques un lugar agradable, calentito y cómodo donde sentarte, te bajes las pantaletas y abras las piernas. Incluso si todo esto ya lo sabes, hazlo por mí, vamos. No incluí ningún dibujo porque quiero que tú seas tu propio esquema (te recomiendo que busques uno en Google si no te puedes sentar delante de un espejo en estos momentos).

Hay personas a las que les da miedo mirarse los genitales, y lo entiendo. La primera vez que me miré, lo que vi me dejó escandalizada: vaya caos de pliegues de piel y de vellos gruesos y rizados. La imagen me resultaba extrañísima porque nunca había visto una vulva. Si a ti también te cuesta, tal vez quieras entrar en <thegreatwallof vulva.co.uk> y echar un vistazo a la *Labia Library* para ver una obra de arte hecha de cientos de vulvas. Podrás comprobar que todas somos diferentes y que, tenga el aspecto que tenga, nuestra vulva es normal.

Y más que normal, es bonita. Si que lo diga te incomoda o no estás de acuerdo, no pasa nada; aprender sobre nuestro propio cuerpo es un proceso. En mi opinión, aprender a amar y aceptar el propio cuerpo es un camino que nos lleva a experimentar más felicidad y placer. Es difícil dejar que otra persona te quiera por completo si tú no sientes lo mismo por ti misma. Sé que del dicho al hecho hay un trecho, pero este libro es un comienzo. Por si te ayuda, a mí me gusta pensar que la vulva, sea de la forma, el tamaño y el color que sea, es una preciosa flor que se abre cuando se excita.

Si no tienes claro a qué me refiero cuando hablo de la vulva, es porque una de las grandes ideas erróneas que rondan por ahí es que toda esa zona es la vagina. En realidad, la vagina es solo el canal interno; la zona externa es la vulva, e incluye (entre otras cosas) el clítoris, el capuchón del clítoris, los labios externos y los labios internos, todos ellos elementos importantes para masturbarse. Toma ese espejo y mira más de cerca.

El clítoris (o, más concretamente, el glande del clítoris) es una protuberancia en la parte superior de la vulva y suele estar cubierto por un capuchón de piel. El capuchón del clítoris puede ser de distintos tamaños y dejar el clítoris más o menos expuesto. El propio clítoris también puede ser de distintos tamaños: puede resultar fácil de encontrar o puede que tengas que rebuscar un poco para encontrarlo.

Los estudios realizados en otros mamíferos apuntan a que el clítoris tiene 10 000 terminaciones nerviosas, mientras que nuestro amigo el pene solo tiene 4 000. A ver... detengámonos un momento a pensar en eso. Ese botón que estás mirando tiene 10 000 terminaciones nerviosas... Alucinante, ¿no? No es de sorprender que sintamos tanto placer cuando tocamos esa zona. Si todavía no te has acariciado el clítoris, ¿por qué no lo haces ahora? Fíjate en lo que sientes cuando lo haces. Hay quienes no sienten demasiado a menos que estén excitadas, pero en mi caso, es como si se encendiera una bolita de energía; es una sensación cálida y cosquilleante que me resulta agradable, incluso si no estoy excitada mentalmente.

Por debajo del clítoris tenemos otros pliegues de piel más ondulados que rodean a la abertura vaginal. Se trata de los labios exteriores (o labios mayores), la superficie de piel que se pliega alrededor de los labios interiores (o labios menores), los cuales forman la segunda capa de piel que se encuentra justo alrededor de la abertura vaginal. Los labios son de tamaños y formas variados, igual que el capuchón del clítoris. ¡Todas los tenemos diferentes! Puedes tener los labios muy largos o muy cortos, los hay rectos y los hay que se rizan como los pétalos de un lirio. Todos son únicos y normales. Acaríciatelos un poco. ¿Qué sientes? Puede que sea también una sensación agradable, pero menos intensa que cuando te tocas el clítoris.

Ahora, fíjate de nuevo en el clítoris. A esto es a lo que nos solemos referir como «clítoris», aunque en realidad es solo la parte que queda expuesta, ya que en su conjunto es mucho más grande, y la mayor parte se encuentra detrás de la vulva, en paralelo con los labios. Imagina que el clítoris que ves es la cabeza, y que tiene dos brazos que quedan escondidos, cada uno a un lado de los labios. Sigue con el dedo la forma de esa cabeza y sus brazos, desde el clítoris, arriba del todo, hacia un lado, y luego hacia el otro.

El clítoris es lo que hace que sintamos placer por toda la vulva, por eso te animo a que no te olvides de los labios cuando te masturbes. La sensación que provocan los «brazos» del clítoris es mucho menos intensa que la cabeza que queda al descubierto, pero puede ser un elemento más de la experiencia. La ciencia apunta a que las partes internas son la razón por la que algunas personas con vulva consigan llegar al orgasmo solo con la penetración.[1] La vagina no tiene demasiadas terminaciones nerviosas en sí misma, pero dado que el clítoris, en el sentido más amplio de la palabra, rodea a la vagina, la penetración puede excitarlo. Por eso somos muchas las que no llegamos al orgasmo solo con penetración, porque a pesar de que el clítoris se acerca mucho a la vagina, estar cerca no es lo mismo que estar adentro. Si nunca has tenido lo que se conoce como un orgasmo vaginal, en este libro encontrarás algunos consejos sobre cómo intentarlo. Si no te funcionan, no pierdas el tiempo preguntándote por qué; teniendo en cuenta la posición del clítoris en relación con la vagina, lo sorprendente es que el 30% de las personas que tienen vagina lo consigan.

Creo que lo más mágico que tiene el clítoris es su forma de hincharse y parecer como que florece cuando nos excitamos. La sangre se dirige a esta parte del cuerpo, donde hay tejido eréctil, y se agranda y se sonroja.

¿Te suena? Sí, funciona de forma parecida al pene; ¡a las personas con vulva también se nos pone duro! Eso es porque el pene es el equivalente u «homólogo» masculino del clítoris: en los embriones, los genitales humanos son idénticos al principio, y luego se desarrollan en clítoris o pene según las hormonas a las que estén expuestos, y de ahí que tengan tantas cosas en común (el capuchón del clítoris, por ejemplo, es el equivalente del prepucio). Por la forma en que el sexo se representa en la pantalla y otros medios podría decirse que llegar al orgasmo a través de la vagina es el equivalente de alcanzar el orgasmo a través del pene, pero espero que con mis explicaciones haya quedado claro que el verdadero equivalente es el orgasmo clitoriano. Es por este motivo que la estimulación del clítoris no debe restringirse a la masturbación y los preliminares, sino que también debe estar presente durante el sexo con penetración. Además, la masturbación puede proporcionarte herramientas maravillosas que te sirvan a la hora de tener sexo en pareja. Si sabes qué hace que tu clítoris se vuelva loco, algo que espero que este libro te ayude a descubrir, entonces podrás llevarte la práctica a tu vida sexual externa.

Ahora que ya sabemos qué ocurre por fuera... ¿qué ocurre por dentro? Abre bien las piernas (te recomiendo que las dobles un poco). Unos centímetros por debajo del clítoris, entre el agujerito por el que haces pis y el ano, hay una especie de agujero carnoso que cambia de forma si tensas los músculos de ahí abajo. Esa es la entrada a la vagina; y dentro hay un canal suave y blando que lleva hacia el útero por medio del cuello uterino. Del mismo modo que las vulvas son diferentes de una persona a otra, la vagina puede ser de longitudes y formas distintas, lo que influirá en dónde sientes el placer. Es bastante difícil ver qué pasa ahí dentro porque queda muy escondido. Así que lávate las manos, que vamos a explorar...

Puede que hayas oído hablar del «punto G» que hay en el interior de la vagina. Algunos biólogos afirman que está unido al clítoris grande (aunque no se ha estudiado lo suficiente como para demostrarlo), mientras que otros disputan su existencia. Pero no nos quedemos encalladas ahí. Muchas personas con vulva (yo incluida) coinciden en que hay un lugar en el interior de la vagina que da placer cuando lo tocas. Ese lugar puede estar en puntos distintos según la persona, de forma que no existe una regla de oro para encontrarlo (y no te preocupes si no lo encuentras; como hemos dicho, por eso hay biólogos que no creen que exista). Te recomiendo que tantees el terreno y lo busques por ti misma.

Utiliza uno o dos dedos bien limpios (si lo necesitas, humedécelos o utiliza lubricante) para explorar. Si introduces los dedos y buscas hacia arriba una bola con forma de nuez en la parte frontal del canal, suele ser ahí. La mejor forma de describir el movimiento para encontrarlo es que introduzcas los dedos y hagas el gesto de «ven aquí». No es igual de sensible que el clítoris, pero sí lo es más que la zona que lo rodea, y ahí es donde tienes que estimularte para dar con ese «placer del punto G». Algunos juguetes sexuales están diseñados para llegar justo a este lugar. Si quieres saber más, ve a la página 102.

Si quieres seguir explorando, más allá del punto G acabarás encontrando el cuello uterino, que es suave y redondo. Esa es la entrada al útero. Hay algunas formas interesantes de estimularlo, las encontrarás en la página 220.

Espero que esto te haya ayudado a familiarizarte un poco más con tu anatomía y te haya hecho reflexionar acerca de qué tocas cuando te masturbas y por qué te da placer. ¡Y no te detengas, sigue mirándote! Quizá puedes leer el primer relato delante del espejo y ver cuánto floreces.

¿QUÉ FANTASÍA SE TE ANTOJA HOY?

Para decidir con qué meditación te vas a masturbar, puedes ir a la página del índice y escoger en función del título, o echar un vistazo a la lista que encontrarás al principio de cada relato para hacerte una idea de cuánto tardarás en leerla, la personalidad de la pareja sexual o el tipo de sexo del que trata. O, si lo prefieres, puedes probar con este diagrama:

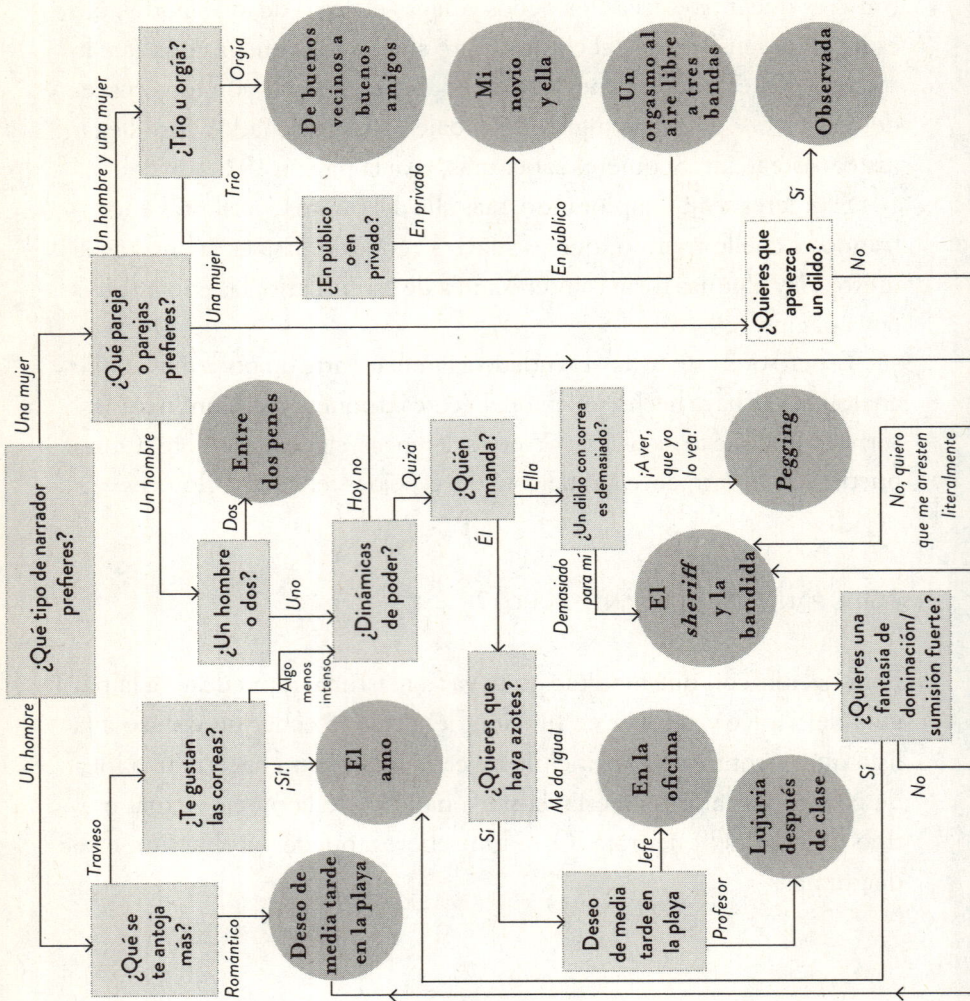

INICIO

¿Qué tipo de narrador prefieres?

Una mujer

¿Qué pareja o parejas prefieres?

Un hombre y una mujer

¿Trío u orgía?

Orgía → De buenos vecinos a buenos amigos

Trío

¿En público o en privado?

En privado → Mi novio y ella

En público → Un orgasmo al aire libre a tres bandas

¿Quieres que aparezca un dildo?

Sí → Observada

No

Una mujer

Un hombre

¿Un hombre o dos?

Dos → Entre dos penes

Uno

¿Dinámicas de poder?

Hoy no

Quizá

¿Quién manda?

Ella → ¿Un dildo con correa es demasiado?

¡A ver, que yo lo vea! → Pegging

Demasiado para mí → El *sheriff* y la bandida

Él

No, quiero que me arresten literalmente

¿Quieres una fantasía de dominación/sumisión fuerte?

Sí

No

Algo menos intenso

Un hombre

¿Qué se te antoja más?

Travieso

¿Te gustan las correas?

¡Sí! → El amo

Romántico → Deseo de media tarde en la playa

¿Quieres que haya azotes?

Sí

Me da igual → Deseo de media tarde en la playa

Jefe → En la oficina

Profesor → Lujuria después de clase

Entrenamiento personal

Mi primera vez con una chica

¿Quieres que haya cunnilingus? — Sí → Mi primera fiesta sexual

Síndrome del vampiro de Estocolmo

Yo, la espía

¿Gimnasio o habitación? — Gimnasio ↑ / Habitación →

¿Subidito de tono? — Sí →

Me da igual →

¿Quieres sexo combativo? — ¡Claro! →

Es demasiado, pero sí algo un poco travieso →

No ↓

¿Te excita el riesgo de que te sorprendan en el acto? — No ↓ / Sí →

¿Con un desconocido o desconocida?

No mucho →

¿Te gusta la asfixia? — Quizá →

No mucho ↓

Sexo con mi ex

¡Vamos al Oeste!

¿Seguro que no quieres que la mujer mande? ¡Es un western erótico!

Quiero que mande él →

Ponme un antifaz

No →

El mejor amigo de mi novio

Un buen viaje en autobús

¿Quieres que haya penetración? — No me importa →

Mi final feliz

Sí ↓

¿En interior o al aire libre? — En interior ↑ / Al aire libre →

¿Miedo a que te descubran o sexo con una criatura de otro mundo?

Miedo de que me descubran →

¿Sexo de pie? — Hoy no ↑ / ¡Sí! →

Con un dildo anal y en público

¿Que se te venga en la boca? — ¡¡Uf, sí!! →

Mi amante, el dios del rock

Mi demonio

Criatura de otro mundo →

Lujosa lujuria

No, me gusta →

¿Casa enorme o playa? — Casa grande ↑ / Playa ←

Todo está en tu cabeza

He aquí una parte muy importante de la ecuación: en lo relativo al placer, no todo tiene que ver con el tacto y la técnica. La herramienta más importante de la que dispones es tu mente. En mi caso, puedo estar tocándome, o incluso acostándome con alguien, que, si tengo la cabeza en otra parte, no sentiré nada. Pero si la mente es capaz de distraernos de 10000 terminaciones nerviosas, imagina lo que puede conseguir cuando la usamos a nuestro favor. Para masturbarnos debemos estar presentes, aunque es una muy buena forma de «estar presentes» que nos puede llevar a fantasías muy lejanas.

¿Cómo podemos usar la mente para masturbarnos? Primero debes tener claro qué te excita y qué te quita las ganas. Te sugiero que empieces con lo que te quita las ganas. A algunas personas les gusta masturbarse cuando están estresadas o llegan tarde a algún lugar, porque le da más emoción al asunto. A otras, no hay nada que les corte más la inspiración que tener algo en la cabeza que no deja de reclamar su atención (como tener que responder a un correo electrónico o acordarse de comprar papel de baño), o estar preocupados por algo serio. Es importante que no ignores estas cosas y que no pienses que lo que te prende tiene que contrarrestar lo que te quita las ganas: que enciendas tu vela favorita no significa que puedas olvidarte de comprar papel de baño. Para que la sesión de masturbación sea lo más placentera posible, debes librarte de lo que te corta la inspiración e incluir lo que te prende. Así que si estás estresada o hay algo que te preocupa y te das cuenta de que está poniéndole trabas al placer, te recomiendo que lo atiendas primero. En mi caso, cuando se trata de cosas sin importancia de las que no puedo ocuparme en el momento, me ayuda hacer una lista de tareas para no tener que almacenar toda la información en el cerebro.

Otros factores que te pueden quitar las ganas son aquellos relacionados con tu entorno: ¿está todo hecho un desastre? ¿Es un espacio demasiado impersonal? También están los olores: ¿huele a alcantarilla? ¿O quizá a un detergente que no te gusta? Fíjate en este tipo de cosas. Descubre qué no te gusta y cámbialo. Por cierto, este consejo no solo sirve para el sexo en solitario, sino que también te ayudará con tu vida sexual externa.

En cuanto te hayas asegurado de que no hay nada que te corte el rollo a la vista, puedes centrarte en lo que te prende. Primero, piensa en lo que te hace sentir bien contigo misma. Tal vez sea lavarte el pelo, perfumarte o ponerte una piyama limpia. O tal vez sea saber que has hecho un montón de deporte o haberte pasado toda la tarde en el sillón comiendo chocolate y helado. Adéntrate en lo que te hace sentir bien contigo misma y fíjate también en dónde: puede que la cama te prenda, claro, pero igual también te excitan las baldosas del baño o la mesa de la cocina.

Y luego, debes averiguar si hay alguna situación o fantasía que te ponga de humor. ¿Acostarte con tu ex o que te aten a la cama? Aquí no hay respuestas acertadas o erróneas; tus fantasías son tan únicas como tú. Hay ciertas cosas que nos prenden a casi todas, y las he utilizado como punto de partida en las meditaciones para la masturbación de este libro. Su propósito es inspirarte y activar tu mente para que exprimas tu placer físico y mental al máximo. Sin embargo, hay muchas otras fantasías que te pertenecen solo a ti; si necesitas un poco de ayuda para encontrarlas, he incluido algunas páginas al final del libro para echarte una mano a la hora de crearlas.

A veces nos da vergüenza lo que nos excita. No me sorprende, ya que durante miles de años a las mujeres se nos ha enseñado a ser o santas o putas (en la mentalidad patriarcal, formar parte de este último grupo era lo peor). Cuando se trataba de la sexualidad, no había término medio. En la actualidad, este concepto todavía perdura: o eres la Sandy del principio de *Vaselina* (frígida y pura, ataviada con vestidos largos) o eres la Sandy del final de *Vaselina* (sexual y traviesa, enfundada en ropa de cuero ajustada). Aunque es cierto que eso está cambiando, lleva mucho tiempo revertir décadas de opresión en las que se nos ha dicho que sentirnos sexuales es de zorras, y que ser una zorra es malo; pero si no te abres de piernas, eres aburrida; pero ser sexual es de zorras, y así hasta el infinito. Además, la educación que recibí no ayudó a que nadie expresara sus pensamientos más traviesos, ni me enseñó que muchas personas tienen fantasías oscuras e irresistibles, sea cual sea su género.

Así que aquí estoy yo para decirte que puedes ser la Sandy del principio de *Vaselina* y la Sandy del final de *Vaselina* a la vez, o ninguna de las dos. Tu vida sexual es algo tan tuyo como tu vulva. Y volviendo al tema, cualquier cosa que te prenda es totalmente normal, incluso si crees que se sale de la «norma». Para que conste, es muy humano que te parezca erótico pensar en lo contrario de lo que quieres en la vida real. Por eso a algunos peces gordos y CEO les gusta tanto que los dominen, y a algunas feministas que luchan contra el patriarcado les gusta que las aten. Porque es normal.

Si alguna vez te incomoda lo que estás pensando, te recomiendo que escuches las conversaciones que tenemos en el pódcast *F**ks Given*, donde nos oirás normalizar todas estas cosas.

Bueno, ¿ya te quitaste del camino lo que te quita las ganas y ya activaste lo que más te prende? Pues es el momento de empezar a leer tu primer relato.

LUJURIA DESPUÉS DE CLASE

TIEMPO DE LECTURA
<7 MINUTOS

LA PAREJA SEXUAL ES
BUENA Y MALA

LISTA DE INGREDIENTES SEXIS
- ■ MASTURBACIÓN
- ■ CLÍTORIS/DEDO
- ☐ CUNNILINGUS
- ■ FELACIÓN
- ☐ ESTIMULACIÓN DE PEZONES
- ■ PENETRACIÓN VAGINAL
- ☐ SEXO ANAL/ESTIMULACIÓN ANAL
- ■ AZOTES
- ☐ JUGUETES SEXUALES
- ☐ ASFIXIA
- ☐ BDSM

Me miro en el espejo del baño de la universidad y me recojo el pelo en una coleta apretada. Estoy nerviosa pero decidida. Voy a tener la última tutoría del curso con mi profesor y el corazón me retumba de las ganas que tengo de sentarme frente a él en su oficina.

Llevo todo el año fijándome en cómo se le marcan los músculos a través de la camisa cuando levanta el brazo para escribir en el pizarrón. En su nuca húmeda porque sudó al venir en bici. En cómo frota el dedo índice contra el pulgar cuando escucha una pregunta.

El interés es mutuo. Me invita a todas sus conferencias; hace que parezca profesional y me asegura que aprenderé mucho si voy, pero no se lo propone a nadie más. No me mira igual que a las demás alumnas. Es como si me atravesara con los ojos, y sabe que la forma en que me le quedo mirando cuando habla no es solo una muestra de respeto, sino algo distinto. A menudo me sostiene la mirada unos segundos más de lo que se considera aceptable, y después la desvía, consciente de que no está permitido.

El pasillo está más vacío que de costumbre porque algunos alumnos ya se fueron a casa a pasar el verano. Mis pasos, decididos, resuenan sobre el suelo; algunos se giran para ver de dónde viene el ruido. Llego a la puerta de su oficina. Su nombre está impreso en letras negras sobre el cristal esmerilado que no deja ver el interior de la habitación. El corazón me late tan fuerte como los golpes que le doy a la puerta. Me inclino para agarrar la chapa y la giro.

Él me dedica una sonrisa de bienvenida y me hace un gesto para que me siente en la silla de enfrente. Dejo que mis ojos se recreen en él mientras me muevo; quiero memorizar su cara y su cuerpo para los meses de verano. Me fijo en su camisa: está más desabrochada que lo habitual. Puede que sea por el calor, o tal vez sea por mí. Quiero meter la mano y acariciarle el pecho.

Me siento y cruzo las piernas. La falda se me sube un poco más. Le sorprendo por una milésima de segundo mirándome el muslo. Lo noto nervioso mientras rebusca mis ejercicios entre los papeles del escritorio.

Le pregunto cómo está. Me dice que ha sido un día muy largo, pero que soy su última cita. Se me humedece la vulva. La oportunidad perfecta. Es ahora o nunca.

Comenta mis trabajos, alaba mi dedicación y mi actitud. Le digo que el mérito es suyo, que me encantan sus clases y que he aprendido mucho de él. Parece cohibido pero contento, y entonces cambia de tema y me dice en qué he mejorado y en qué debo concentrarme el año que viene.

—¿Estás de acuerdo? — me pregunta.

—Creo que, quizá... —Trago saliva. Noto cómo mi corazón se acelera a tope—. Creo que quizá debería esforzarme por concentrarme más en las clases.

Me mira a los ojos. Una ráfaga de adrenalina me recorre el cuerpo, desde la garganta hasta las pantaletas.

—¿Y eso?

—A veces... —digo, tratando de mantener la calma, con la mirada todavía clavada en la suya— a veces me distraigo.

Descruzo las piernas y las cruzo de nuevo. Se le van los ojos al espacio que queda entre ellas. Intenta apartar la mirada, pero no es lo bastante rápido. La atmósfera ha cambiado, ahora se respira tensión en el ambiente. Las palpitaciones que siento en la vulva aceleran. Sé que su mente se debate entre el sí y el no. Y entonces desvía la mirada.

—Bueno, es evidente que no te está afectando —dice—. Te fue muy bien en este curso.

Empieza a hablar muy animado sobre sus planes para el verano mientras se pone de pie y guarda la laptop en el maletín. Estoy decepcionada y confundida. Ojalá se lo tomara con más calma.

—Pues....

Se cuelga el maletín al hombro y se aleja de mí, dirigiéndose hacia la puerta.

—Que pases un muy buen verano. ¿Cierras la puerta al salir?

Atónita, miro la puerta que cerró tras de sí. ¡Lo asusté! Estoy tan frustrada que podría gritar. La vulva me arde de tanto deseo, se muere de ganas de que la toquen. Me fijo en su abarrotada oficina, en los cuadernos del escritorio, la pluma, los libros en las estanterías... y mis ojos se detienen en una sudadera que hay en el respaldo de la silla. Si eso es a lo máximo que puedo aspirar...

Me levanto, me bajo las pantaletas y las dejo en el suelo. Voy hacia la silla, tomo la sudadera y me la acerco a la cara. Huele a su detergente y a su colonia. No puedo estar más excitada, sobre todo ahora que tengo la vulva desnuda. Me siento en su silla, abro las piernas y me toco con la mano que no sostiene su sudadera. Estar con él me ha dejado la vulva muy mojada e hinchada. En cuanto me toco, el placer y el alivio recorren mi cuerpo. Cierro los ojos y echo la cabeza hacia atrás.

Se abre la puerta. Levanto la mirada. Ahí está él. No sé qué hacer, me quedo paralizada.

—Se me olvidó una cosa... —intenta decir, pero se le quiebra la voz.

Me está mirando. Mira mis piernas abiertas y mi vulva, deseosa y mojada. Termina de entrar y cierra la puerta. ¿Significa eso que...?

Está echando el pasador. Intento acordarme de respirar mientras se me acerca despacio y se detiene justo delante de mí. Mis ojos están justo a la altura de la erección que le abulta los pantalones de pinzas. Llevo todo el curso fantaseando con esto, con descubrir qué se esconde debajo de esa ropa recién planchada.

—Profesor... —Trago saliva mientras levanto los ojos para mirarlo. Él me mira desde arriba, con la mandíbula tensa, los ojos rabiosos de lujuria—. ¿Puedo?

Asiente. Le desabrocho el cinturón con cuidado. El cuero me roza con una aspereza agradable que me pone la piel de gallina. Le quito los pantalones sin demasiado esfuerzo y se caen al suelo. Coloco las manos a cada lado de los calzoncillos y se los bajo.

Su pene cobra vida en cuanto lo libero. Me mira mientras se lo observo, y le palpita de tanta expectación. Lo beso suavemente, acariciándole la punta con la lengua antes de metérmelo en la boca. Noto cómo se le pone todavía más duro con mis movimientos. Levanto la mirada mientras se lo chupo y veo que me está mirando. Me toma la cabeza con la mano, me agarra de la coleta y tira de ella para que suba a su encuentro. Tengo la boca muy mojada y me sabe a él.

Me hace dar la vuelta y me empuja contra el escritorio. Mi culo desnudo se inclina hacia él. Posa su mano en mi piel y el sonido de un azote resuena en todo el despacho. Siento el ardor del manotazo y sus ojos observando mi cuerpo. Me pone los dedos en la vulva mojada y se abre paso hasta el clítoris, y jadeo cuando noto su mano sobre mí por primera vez. Me mete dos dedos y una corriente eléctrica me recorre todo el cuerpo, irradiando hasta llegar a cada fibra, mientras lo noto dentro de mí. Con la otra mano me acaricia las nalgas, jugueteando hasta que otro azote recorre toda la habitación. El dolor me atraviesa e intensifica el placer de sentir sus dedos dentro de mí. Gimo cuando los introduce hasta el fondo y me azota con más fuerza.

Saca los dedos y se abre paso entre mis nalgas con su pene duro. Lo noto enorme. Me agarro al escritorio de madera y él me penetra. La cabeza me da vueltas cuando me busca el clítoris con la mano y empieza a hacer movimientos circulares al mismo tiempo.

—¡Puta madre! —grito mientras la doble estimulación me lleva al límite.

Me empuja contra el escritorio, cogiéndome y tocándome cada vez más fuerte. Tengo la cara pegada contra la mesa de madera y las hojas de papel. Mi saliva hace que se corra la tinta, pero solo puedo pensar en el clímax que se está fraguando en mi interior.

—**Profesor, me voy a venir** —digo jadeando. **Y un último y penetrante empujón hace que mi vagina se deshaga en espasmos alrededor de su pene. Él gime al sentir cómo me vengo. Retira la mano de mi clítoris y me tira de la coleta, acelerando para llegar a su propio clímax. Siento su pulso dentro de mí mientras me llena de semen caliente, el mismo que ahora me gotea por la pierna.**

Cae rendido encima de mí y el olor de su detergente me llena las fosas nasales. Su respiración me hace cosquillas en el cuello mientras me besa la piel. Después de esperar todo el curso, no puedo creer que por fin haya conseguido lo que quería. Me cogí a mi profesor.

Puntos de contacto

A veces puede resultar abrumador estar a solas con tu propio cuerpo, tumbada en la cama sin otra cosa que tus pensamientos y tus dedos. Pero si superas ese primer obstáculo y te tratas como una página en blanco en la que todo es posible, conseguirás conocer tu cuerpo de formas que ni siquiera te imaginas.

Además, tocarte por todas partes en nombre de la investigación tiene otra ventaja. ¿Has estado alguna vez en una situación sexual con alguien y te ha preguntado qué te gusta? ¿Te has quedado mirando, sin saber qué decir? A mí también me ha pasado, nos ha pasado a todas. Es difícil saber qué te gusta en la cama cuando no has llevado a cabo un estudio preliminar. Saber con certeza qué te genera placer cuando estás sola es un paso importantísimo para poder comunicar lo que te gusta a tus parejas. ¡Se acabó lo de dejar que decidan por ti!

A continuación, te dejo una lista de partes del cuerpo que te recomiendo que pruebes a tocar la próxima vez que te masturbes. Para que sepas cómo excitarlas, he añadido a qué páginas debes dirigirte si quieres descubrir mis consejos. Te recomiendo que explores un poco tú sola tantas zonas como te sientas cómoda y que te fijes en las sensaciones que te despiertan. Las preferencias de cada una son únicas, por lo que aprenderás tanto contigo misma como con este libro.

- Clítoris y labios. (Para algunas personas el clítoris es una zona muy sensible, por lo que prefieren evitar el contacto directo —en la página 75 encontrarás consejos—, mientras que otras pueden dirigirse a él de cabeza y ponerse a estimularlo —si es tu caso, ve a la página 84).
- Vagina. (El juego interno no es para todo el mundo, pero puede ser increíble. Ve a la página 118 para ver mis consejos).
- Ano. (A diferencia de las personas con pene, nosotras no tenemos próstata, por lo que no obtenemos tanto placer con la vía anal como ellos. Ahora bien, su estimulación puede resultar placentera y ser un punto extra para algunas personas con vulva. Ve a la página 155 para saber más).
- Pezones. (¡Son zonas supersensibles! Consulta la página 128).
- Hay otras zonas erógenas del cuerpo que, aunque no están directamente relacionadas con el placer sexual, generan sensaciones adicionales increíbles durante el sexo en solitario o en pareja. Entre ellas encontramos:

  a. Axilas
  b. Cara interna del muslo
  c. Pies
  d. Orejas
  e. Cuello

Podemos utilizar todo el cuerpo para experimentar placer, todo depende de cómo lo toquemos. Cuando se trata de sentir placer, lo único que necesitas es tener la mente abierta.

ENTRENAMIENTO PERSONAL

TIEMPO DE LECTURA
<7 MINUTOS

LA PAREJA SEXUAL ES
ALEGRE Y POSITIVA

LISTA DE INGREDIENTES SEXIS
☐ MASTURBACIÓN
■ CLÍTORIS/DEDO
■ CUNNILINGUS
☐ FELACIÓN
■ ESTIMULACIÓN DE PEZONES
☐ PENETRACIÓN VAGINAL
☐ SEXO ANAL/ESTIMULACIÓN ANAL
☐ AZOTES
☐ JUGUETES SEXUALES
☐ ASFIXIA
☐ BDSM

Lo único que logra sacarme de la cama el fin de semana es mi entrenadora personal. Nunca he sido demasiado deportista, pero ella hace que vuelva semana tras semana.

Nos encontramos cuando salgo del vestidor y me dice que está lista para darle con todo a mi culo. La miro con ojos de cordero degollado y le digo: «No te pases».

—Ay, ya sabes cuánto me gusta verte enfurruñada —dice con su sonrisa radiante y blanca—. Así solo lograrás que te machaque más.

Me guiña el ojo y se dirige hacia la primera máquina. Me subo a la caminadora para calentar; empiezan a aparecerme gotitas de sudor en la frente y noto que me arden las mejillas. Ella está a mi lado, subiendo la velocidad, y cada vez que me complica la vida me guiña el ojo. Me cuenta qué tiene que hacer durante el día y sus planes para esa noche, pero no la estoy escuchando. Estoy distraída con sus labios. Los tiene tan suaves e hidratados que me hipnotizan con cada palabra. Veo su lengua rosada y mi mente empieza a divagar. Noto que se me acelera el corazón y que me late con más fuerza de lo normal... será porque estoy corriendo.

Pasamos a la zona de pesas; ahí están los de siempre, resoplando y mirándose al espejo. En general son hombres haciendo demostraciones de fuerza, y estoy convencida de que les excita más verse a sí mismos que a cualquier persona a su alrededor. Cuando estoy aquí, me olvido de su existencia; para mí, solo estamos ella y yo. Toma unas pesas y empieza a enseñarme las zancadas que voy a tener que hacer durante tres series. Me echa una mirada rápida cuando se da cuenta de que me quedé embobada observando ese trasero tan perfecto. Me sonrojo y tomo las pesas para ponerme a hacer el ejercicio. No me quita los ojos de encima para controlar que haga bien el ejercicio. La emoción de saber que me está mirando hace que ciertas zonas de mi cuerpo entren en calor.

Después de machacar no sé cuántos músculos y cuando estoy empapada en sudor, nos tumbamos en los tapetes para hacer el último ejercicio del día: abdominales y calentamiento. Son mis favoritos, pero no por el ejercicio en sí, sino porque se acerca mucho.

—Vaya, hoy has trabajado un montón —me dice—. Ahora, vamos por el último empujón.

Cuando me suelta estas cosas se me acelera el corazón, me gusta pensar que cree que lo hice bien.

Me dice que me tumbe en el tapete, que ella se quedará de pie y que tengo que hacer una abdominal y estirar el brazo para tocarle las manos. La posición en la que estamos hace que me sonroje. La tengo justo ahí, encima de mí, mirándome con esa sonrisa enorme, esperando a que extienda el brazo para tocarla. Le encuentro un punto extrañamente sexual al poder que tiene sobre mí en este momento. Estoy segura de que se da cuenta de cómo la miro. En cómo me fijo en sus labios, entreabiertos; en esa piel radiante. Cada vez que consigo tocarle las manos, me dedica una sonrisa inmensa.

Cuando terminamos, nos sentamos en el tapete para hacer estiramientos tras 45 minutos de entrenamiento. Tira de mí para ayudarme a estirar con profundidad, y el tacto de sus manos en mi cuerpo enfundado en licra me resulta magnético. De pronto estamos muy quietas y juntas. Oigo su respiración lenta y profunda. Mi pulso se acelera a tope, siento que me va a estallar el corazón. Nuestros ojos se cruzan y nos sostenemos la mirada. Mi piel irradia calor. Sus ojos se clavan en los míos en una mirada llena de complicidad. Las dos estamos sintiendo algo nuevo. Tiene la mano sobre mi muslo y tira de mi pierna para estirarla y abrirme la cadera. De pronto parece que sus dedos le mandan mensajes a mi piel. «¿Quieres?». Mis ojos dicen «sí». Estoy lista para convertirme en arcilla en sus manos. Vacilante, sube la mano por la parte interna de mi muslo, sin dejar de mirarme, preguntándome en silencio.

Me muero de ganas de agarrarle el cuello y besarla. Pero estamos en el gimnasio, rodeadas de hombres musculosos que gruñen y de mujeres subidas a las elípticas.

—Voy a bajar a bañarme— le digo, esperando que entienda la invitación.

Me mira fijamente.

—Creo que yo también me tengo que bañar— dice, y se aparta de mí. El momento se acaba y yo me quedo abatida, pero ahora que se paró, se agacha para tomarme de la mano. Es un gesto para levantarme, pero encierra mucho más.

Espero en la regadera con los nervios a flor de piel. ¿Lo malinterpreté todo? ¿Estoy loca por pensar que vendría a buscarme? El agua cae con fuerza sobre mis hombros y el calor provoca punzadas en los músculos doloridos. Veo cómo el agua resbala por mi cuerpo desnudo, cuento los segundos hasta que se convierten en unos minutos en los que me falta la respiración.

Entonces, la puerta que tengo detrás se abre y se vuelve a cerrar igual de rápido. Miro hacia abajo y, además de mis pies, veo unos dedos con la pedicura perfecta. Dos manos se deslizan alrededor de mi estómago, y la respiración se me entrecorta en los labios. Sus manos empiezan a recorrer mi cuerpo, acariciándome la espalda y el vientre muy poco a poco. Tiene la boca pegada a mi nuca, su respiración me hace cosquillas y me llena el cuerpo de electricidad. Sus manos buscan, recorren mis senos y se detienen en mis pezones para provocarme. Me muerdo el labio cuando empieza a besarme el cuello y los hombros.

Mi respiración es lenta y profunda, transporta el placer hasta el último rincón de mi interior. Una de sus manos vuelve a bajar por mi vientre, pasa por el pubis y llega hasta mis pliegues, encendiendo miles de hogueras en todo mi cuerpo. Mueve los dedos con cuidado sobre mi clítoris y suelto un pequeño gemido de placer. Con la otra mano me tapa la boca y me hace callar. Siento cómo me late el pulso en la vulva mientras me toca. Sigue moviendo los dedos, luego los baja, y de pronto dos de ellos están dentro de mí, empujando rítmicamente contra mis músculos, cada vez más tensos, y el placer se va extendiendo a medida que va llegando más al fondo. Gimo contra la mano que sigue tapándome la boca. Juega conmigo con una destreza que no me esperaba; sabe cómo tiene que mover los dedos alrededor de mi clítoris y dónde tiene que ejercer presión en mi interior.

La regadera sigue salpicando a nuestro alrededor, mojándonos y haciendo que su cuerpo firme y cálido resbale contra el mío. Es perfecto. Se me acelera la respiración.

Me doy la vuelta y me mira ansiosa, con las manos aún pegadas a mi cuerpo. Me acerco para besarla por fin. Nos besamos apasionadamente. Mi lengua se enreda con la suya en un torbellino de saliva y agua. Le recorro el cuerpo con las manos y siento la suavidad resbaladiza de su piel. El corazón me late con fuerza, estoy nerviosa, emocionada y cachondísima. Bajo la mano para tocarle la vulva, me abro paso por su vello y le encuentro el clítoris, y sigo bajando hacia sus calientes profundidades. Está mojada de las ganas que me tiene.

Me empuja contra la pared del cubículo y me besa desesperada, pasando de mis labios al cuello. Sigue acariciándome la vulva, haciendo círculos con mi clítoris y rozándome el agujero para provocarme. Baja hacia mis senos, se mete uno de mis pezones en la boca y lo succiona de manera suave. Entonces baja al vientre, besándome cada centímetro, y se arrodilla frente a mí.

—Eres preciosa—, me dice, con los ojos clavados en mi vulva y luego en mi cara.

Antes de poder responder, me deja sin respiración al besarme el clítoris y empezar a acariciarme con la lengua. Siento que tengo fuegos artificiales en la vulva y que se extienden por todo mi cuerpo, desde la punta de los pies hasta las yemas de los dedos. Empujo contra su cara para que vaya aún más dentro. Tiene las manos en mis muslos, agarrándome la piel. Entonces me mete los dedos bien adentro. Siento que podría desmayarme, me flojean las rodillas, pero ella me sostiene con la otra mano. Me tiene contra la pared, aguantándome.

Intento sofocar mis gemidos mordiéndome el labio y trato de no hacer ruido para que no nos oiga nadie. Nadie puede saber lo que está pasando en este cubículo.

Se me mete todavía más dentro, acariciándome con ritmo el punto G mientras me succiona el clítoris. Estoy en éxtasis. Se me acelera la respiración y noto cómo se me contraen los músculos alrededor de sus dedos. Ella sigue mientras alcanzo mi último suspiro y llego al orgasmo. **Estoy totalmente empapada cuando los músculos se me contraen y hacen unos espasmos que no puedo controlar, y me dejo llevar por completo. Noto cómo vuelve a lamerme entera una vez más y saca los dedos.**

Se pone de pie y aprieta mis labios contra los suyos. Su aliento es dulce. Nos quedamos de pie, jadeando mientras entrelazamos nuestros cuerpos y nos abrazamos. Lo único que oigo son nuestras respiraciones agitadas que intentan volver a la normalidad, y el agua cayendo sobre nuestra piel y las baldosas.

Se aparta de mí y me limpia su saliva de los labios. Me guiña el ojo y dice: «Nos vemos en la próxima sesión».

Sale del cubículo y yo me quedo allí, de pie, sonriendo y todavía con el cosquilleo entre las piernas.

La fiesta es el placer, el orgasmo es el *after*

Aunque estamos aquí para sentir y experimentar más placer, voy a decir una locura.

El orgasmo no es la meta

A menudo nos puede costar mucho llegar al orgasmo o al clímax durante los juegos sexuales, ya sean en solitario o en pareja. La mayor culpable de que nos cueste llegar al orgasmo es nuestra mente. Y por mucho que puedas quitar del camino lo que te quita las ganas e incorporar lo que te prende (ve a la página 24 para más detalles), la presión a la que podemos llegar a someternos para alcanzar el clímax a menudo lo echa todo a perder. Lo mejor es quitarle importancia desde el principio. Un orgasmo no es un logro, sino un añadido increíble a una experiencia que ya de por sí es maravillosa. Si ponemos énfasis en el orgasmo, le restamos importancia al placer que ocurre justo antes. En el camino hacia el orgasmo hay tanto placer como durante el propio orgasmo. Así que regresemos un poco y centrémonos en explorar, en sentir el placer y, si al final llegamos al orgasmo, genial, pero debemos tener presente que no lo es todo. Resulta que, al quitarle presión al asunto, es mucho más probable que llegues al orgasmo cuando tengas sexo en solitario.

Cuando te masturbes leyendo la historia siguiente, ¿por qué no apartas por completo la idea del clímax y te limitas a disfrutar de cómo te sientes mientras te tocas?

IMPORTANTE: Si te cuesta sentir placer o llegar al orgasmo, consulta con tu médico o con un terapeuta experto en sexo y relaciones. Puede haber muchas razones que te impidan alcanzar el uno o el otro, incluidos los efectos de ciertos medicamentos o una situación traumática pasada. Lo más importante es que tengas claro que mereces sentir placer, y si nada te ayuda a conseguirlo, lo mejor es que acudas a un profesional.

EL MEJOR AMIGO
DE MI NOVIO

TIEMPO DE LECTURA
<7 MINUTOS

LA PAREJA SEXUAL ES
MISTERIOSA

LISTA DE INGREDIENTES SEXIS
- ■ MASTURBACIÓN
- ■ CLÍTORIS/DEDO
- ☐ CUNNILINGUS
- ■ FELACIÓN
- ☐ ESTIMULACIÓN DE PEZONES
- ■ PENETRACIÓN VAGINAL
- ☐ SEXO ANAL/ESTIMULACIÓN ANAL
- ☐ AZOTES
- ☐ JUGUETES SEXUALES
- ☐ ASFIXIA
- ☐ BDSM

Me doy la vuelta en la toalla y siento el sol en la espalda. El olor a crema solar y a cloro me llenan la nariz. Mientras me muevo, vuelvo a cruzarme con su mirada y veo cómo sus ojos recorren mi cuerpo enfundado en un bikini naranja. Al otro lado, mi novio duerme plácidamente con un libro sobre la cara. Me doy cuenta de que se está quemando bajo el sol de Italia. Me siento para buscar la crema solar y me quedo contemplando las vistas desde nuestra villa. Estamos en medio de unas colinas verdes, cubiertas de viñas y altos cipreses a lo lejos. El resto de nuestros amigos están sentados en grupitos en el borde de la piscina, bebiendo el vino de la zona y riendo.

Coloco el bote de crema en la mano de mi novio. Cuando se despierta, le señalo la piel enrojecida. Pone los ojos en blanco porque no le gusta que le haga de mamá, pero se echa un poco y se masajea la piel para que penetre. Mis ojos se posan en su pecho, donde algunos vellos se mezclan con la crema.

Mientras me tumbo de nuevo, giro la vista para ver si David, el mejor amigo de mi novio, todavía me mira. Me doy cuenta de que lleva todas las vacaciones haciéndolo. Pero no, ahora mismo está tumbado bocabajo en la sombra, con la cara girada hacia el otro lado. Sé que no está bien, pero me decepciona. Me gusta recibir su atención. Con la mirada le repaso el pelo, todavía mojado de la piscina, bajo por la espalda y llego hasta su trasero. Es la primera vez que se lo miro bien. Parece duro, escondido en ese traje de baño azul oscuro que sé que tendría un tacto sedoso si lo acariciara con la mano...

Cierro los ojos rápido para obligarme a dejar de mirar. Pero solo consigo que la fantasía se intensifique.

Un maravilloso atardecer explota en el cielo mientras todos salimos al patio, donde hay una mesa puesta con velas de distintos tamaños y alturas; unas luces tenues cuelgan de la enredadera que decora los arcos de los muros de piedra de la casa en la que estamos. Es uno de los escenarios más románticos que he visto. Encantada, miro a mi novio, que está sacando su silla, ajeno a todo y sin tener en cuenta el esfuerzo de nuestros anfitriones. Lo llamo, esperando que si levanta la mirada y me ve —con un vestido de infarto, la piel aún húmeda y suave por la crema hidratante y el perfume brillándome en el cuello y las muñecas—, se dará cuenta de este increíble momento. Pero no me oye o, lo que es aún peor, me ignora. Me entristece que no se siente a mi lado, sino con otro de nuestros amigos, con quien se pone a hablar. Alguien me roza al pasar a mi lado, y noto el lino de una camisa sobre la piel. Alzo la vista: es David. Saca la silla que está a mi lado. Antes de sentarse, me observa desde arriba, lo que incluye mis ojos humedecidos por la frustración que me acaba de provocar mi novio.

—Estás preciosa —dice.

Sus palabras se me meten por la boca, me bajan por la garganta y me explotan en la vulva, donde rebotan sin parar. Cruzo las piernas, tratando de que la sensación desaparezca.

Durante la cena, la presencia de David se me hace sofocante y evidente. Noto cada gesto de su brazo, los pequeños movimientos de su pierna bajo la mesa. De vez en cuando, por obligación, miro a mi novio; está sudando bajo la camisa, y por el cuello le sobresale la piel rosada del pecho. Parece incómodo.

Tras el postre, algunos de nuestros amigos se van a la cama y la mesa se va vaciando. Mi novio, por primera vez en toda la noche, se me acerca y me dice que se va a dormir.

—¿Vienes? —me pregunta.

Justo cuando abro la boca para contestar, noto la mano de David en mi muslo.

Me da un calambrazo que me sube por la pierna. Miro mi plato vacío, el corazón me late a toda velocidad. ¿Qué está pasando? ¿Por qué quiero descubrirlo?

—Creo que me quedo un rato más, quisiera otra copa de vino —me oigo decir.

Mi novio me da una palmadita en el hombro, se despide de David y se va.

—Bueno, buenas noches —dice una voz a mi lado. Me giro. David está apartando su silla de la mesa. ¿Cómo? ¿Se va?

—¿Te... te vas? —pregunto. Luego le doy vueltas a si aprovechó este momento para ponernos a prueba, para descubrir qué quiero.

—Sí —responde—. Buenas noches.

—Ah, qué bien —digo con un tono seco—. Adiós.

Le doy la espalda y apoyo los codos en la mesa iluminada por las velas, como si estuviera haciendo berrinche.

—Quiero cogerte hasta quitarte el sentido.

Me doy la vuelta. Ya se está alejando. ¿Acaba de decir eso? ¿O me lo imaginé?

Me voy a la cama, pero no puedo dormir. Ahora sé lo que quiero. Quiero colocarme detrás del trasero de David y morderlo como si fuera una manzana. Me siento culpable y sucia, pero es una sensación que me excita.

Me levanto y bajo al porche de la piscina que tiene las vistas a las colinas. Del cielo cuelga una luna plateada y me tumbo en una de las hamacas, me bajo los pantalones de la piyama y me meto un dedo en la abertura de la vagina. Está encantada de que la toquen, lleva todo el día deseándolo. Ya está mojada, y deslizo esa humedad hacia el clítoris. Sigo haciéndolo, acariciándome, con los ojos cerrados, hasta que...

Siento la respiración de alguien en los labios. Abro los ojos. Es él.

Está sobre la hamaca, con la cara a un centímetro de la mía. La adrenalina recorre mi cuerpo. Nos miramos, esperando a ver si alguno parará la situación, pero lo que hacemos es darnos permiso. Y entonces se inclina sobre mí y toca mis labios con los suyos. Le devuelvo el beso, lo tomo de la nuca y meto la lengua en su húmeda boca.

Desliza su mano por la parte de arriba de la piyama y sobrevuela con ella la parte inferior de mi vientre desnudo. Las cosquillas me encienden la vulva. Sigue bajando la mano y me mete un dedo. Gimo. Me tapa la mano con la boca. Me frota y juguetea con mi punto G, explorándolo más que siguiendo ningún ritmo, como si lo que más le interesara es cómo soy por dentro. Mantengo el cuerpo relajado, sin intentar llegar al clímax, para poder exprimir al máximo la sensación de su tacto durante mucho rato. Abro la boca y le lamo la mano; me da su dedo gordo para que lo succione, y me encanta lo llena que estoy en este momento.

—Levántate —le digo.

Le gusta que le diga lo que tiene que hacer. Se coloca de cara a mí, pero yo me quedo sentada en la hamaca. Le bajo los calzoncillos, ansiosa, y caen al suelo. Su pene sale disparado a saludarme, pero primero quiero su culo. Le pongo las manos a cada lado de la cadera y le doy la vuelta. Aún sentada en la hamaca, acaricio las curvas de sus nalgas. Las agarro con la mano entera. Deslizo la lengua por ellas y las muerdo con cuidado. No me puedo creer que mi deseo se haya hecho realidad.

Vuelvo a darle la vuelta. Envuelvo su pene con mi lengua mojada. Mis manos siguen en sus nalgas, y las empujo para metérmelo entero en la boca. Lo hago con cuidado y poco a poco, de la misma forma que él me tocaba a mí. Me fijo en lo que me hace sentir, en lo poderosa que soy en este instante, en cómo disfruto al metérmelo entero en la boca, en lo mojada que está mi lengua, en lo suave que es la piel de su pene, en que sabe un poco a sal, en cómo reacciona cuando succiono la punta y cuando lo lamo de un lado a otro y de arriba abajo.

Él me acaricia el pelo y el cuello, balanceándose de puro placer. Con un pequeño gemido, me saca el pene de la boca y espera a que le diga cuál es el siguiente paso. Me levanto y le digo que se tumbe. Me siento encima, pero de espaldas a él. Le tomo el pene con la mano, lo paso por la entrada de mi vagina para humedecerlo y me siento en él. La primera bajada es como una explosión para ambos. El ángulo de su pene contra mi punto G es tan intenso cuando empiezo a moverme que siento que estoy flotando. Me toca el culo, me aprieta las nalgas, me toca la espalda, me mordisquea la cintura como si no pudiese creer que soy real. Le toco los muslos que tengo debajo, imitando sus gestos, y entonces me llevo dos dedos al clítoris mientras me balanceo, despacio primero, y luego cada vez más rápido, sobre su pene duro. Estoy muy mojada y me froto con más pasión y energía que nunca, contrayendo los músculos de la vagina a su alrededor mientras subo y bajo, subo y bajo. **Al venirme estoy deshecha de placer y me tiemblan las piernas. Abro los ojos y miro la luna y las colinas que ilumina con su brillo.**

Me tumbo en la hamaca y espero a que mi respiración recobre la normalidad, con los dedos tocándome con suavidad el clítoris, que sigue bombeando. Podría pensar que tan solo lo imaginé, que imaginé sus dedos en mi interior y su pene en mi boca, pero jamás podría inventarme el placer que he sentido al morder y lamer sus nalgas.

Sedúcete

No sé a ti, pero antes de acostarme con alguien, me gusta que uno de los dos prepare la estancia: luz tenue, tal vez una vela, y no puede faltar música sensual. ¿Por qué no lo hacemos cuando nos estamos adentrando en una sesión de sexo en solitario? Para la meditación siguiente, dediquemos un momento a la ambientación. ¿Dónde quieres estar? ¿Cuál es tu lugar de máxima relajación, o un lugar que te resulte nuevo y excitante? ¿Qué luz te hace sentir sexi? ¿Qué olores te prenden? Si quieres escuchar música, mis álbumes favoritos para los momentos sensuales son *Voyager*, de Moonchild; *Hasta el cielo*, de Khruangbin, y *The Story of Sonny Boy Slim*, de Gary Clark Jr.

Y los tuyos, ¿cuáles son? Transforma el escenario en el que te resulte más sexi para ti misma, y no solo cuando estás con alguien.

Hay otra cosa que hacemos si vamos a acostarnos con alguien, que es reservarle tiempo. Sí, de vez en cuando se antoja uno rapidito, pero a menudo suele ser un plan y no dejamos que nada lo interrumpa. Hagámoslo para nosotras mismas también. Te recomiendo que en algún momento te reserves una hora para estar contigo. Sin distracciones: solo tú y tu cuerpo.

DESEO DE MEDIA TARDE EN LA PLAYA

TIEMPO DE LECTURA
<7 MINUTOS

EL PUNTO DE VISTA DEL PROTAGONISTA ES
CARIÑOSO Y MASCULINO

LISTA DE INGREDIENTES SEXIS
- ■ MASTURBACIÓN
- ■ CLÍTORIS/DEDO
- ■ CUNNILINGUS
- ■ FELACIÓN
- ■ ESTIMULACIÓN DE PEZONES
- ■ PENETRACIÓN VAGINAL
- ☐ SEXO ANAL/ESTIMULACIÓN ANAL
- ☐ AZOTES
- ☐ JUGUETES SEXUALES
- ☐ ASFIXIA
- ☐ BDSM

El sol de la tarde que se cuela entre las palmeras que nos cobijan me molesta en los ojos. Me tumbo de lado. Junto a mí, mi novia sigue profundamente dormida. La tela del traje de baño se tensa alrededor de mi erección. Ella siempre hace bromas sobre mis erecciones matutinas, pero ¿cómo no iba a tenerlas, si duermo junto a una diosa? Además, se ve que no siempre son matutinas, también pueden darse por la tarde...

Miro al mar y el vaivén de las olas que rompen contra la orilla, cuyo sonido me cautiva. Ella se remueve, estirándose sobre la toalla extragrande que colocamos sobre la arena. Sus senos sobresalen por la parte de debajo de los triángulos de su bikini y no puedo resistirme a mirarlos. En cuanto abre los ojos, me inclino y le doy un beso en los labios.

—Mmm... Buenas tardes, preciosa —le digo, presionando mi nariz contra la suya.

Siempre que me despierto a su lado, incluso cuando no es más que una siesta, me siento el hombre más afortunado del mundo. Me devuelve el beso mientras me acaricia la cara, y me sonríe. Se incorpora, se inclina hacia la cesta y saca una botella de agua. Tiene las nalgas levantadas y se le arquea la espalda con cada movimiento. El pene me da tirones de deseo mientras la miro, no puedo evitarlo. Acaricio su suave piel con las manos, empezando por ese trasero increíble que solo está cubierto por el bikini. Lo beso con suavidad. Ella se ríe de lo poco que tardé en morder el anzuelo. Sabía que se había inclinado así a propósito.

Le acaricio el vientre con las manos hasta que llego a la parte de arriba del bikini. Me cuelo por debajo y le agarro los senos. Son suaves y blandos. Los masajeo poco a poco y le acaricio los pezones. Se retuerce de placer bajo mis caricias, lo que me excita todavía más. Baja los hombros para inclinarse sobre la toalla, dejando el trasero aún más al descubierto. Se contonea para atraer mi atención hacia él. Miro a mi alrededor por si hay alguien en la playa, pero estamos solos en el paraíso.

Retiro el calzoncito del bikini hacia un lado y me doy un momento para admirar su preciosa vulva. Los pliegues de la vulva están muy juntos y me dejan ver la humedad que hay entre ellos. Veo que está lista para mí, y eso me vuelve loco. Con la mano, deshace el nudo de un lado del calzoncito y luego del otro. La prenda cae sobre la toalla.

Le agarro los muslos y tiro de ella hacia atrás con fuerza, colocando su vulva mojada a apenas unos centímetros de mi boca. Vaya vistas, son mis favoritas. Mi pene vuelve a sacudirse de placer y soy incapaz de apartar la mirada. Soplo un poco y noto que le gusta.

Me suplica que se la bese. ¿Cómo puedo negarme? Introduzco la lengua en su interior y la lamo desde el clítoris hasta el culo. Me impregno de su sabor y gimo de placer. Le chupo los labios y le succiono el clítoris de manera suave. Ella se agarra a la toalla, y veo que a medida que abre y cierra el puño va quedándose sin tela, hasta que llega a la arena y hunde los dedos en ella. Me encanta verla sumida en el placer, hace que se me ponga aún más duro. La provoco jugando con la lengua en la entrada de la vagina, y entonces meto la lengua para saborearla aún más.

—Dios, qué bien sabes —le digo.

—Me está encantando —contesta, arrastrando las palabras.

Me vuelve loco tener la cara enterrada en su culo, con las nalgas contra mis mejillas. Doy vueltas con la lengua alrededor del clítoris y aumentan sus gemidos. Poco a poco voy seduciéndole la vulva, besándola como besaría sus otros labios.

—Ven aquí —me dice entre resuellos.

Se da la vuelta para ponerse de cara y se quita la parte de arriba. Me pongo de pie, me quito el traje de baño y vuelvo a sentarme, con el pene durísimo y levantado, admirando la belleza de mi novia. Se inclina hacia mi entrepierna, con los ojos puestos en mi pene. Las ganas de que me toque hacen que suelte un gemido ahogado, y siento cómo me late, presa del deseo. Lo toma con la mano y hace que todo mi cuerpo vibre de placer. Me encanta ver mi pene tan cerca de su boca. Primero lo humedece un poco, estoy mojado y resbaladizo mientras ella sube y baja la mano, ejerciendo más presión. Mi pene se muere de ganas, el calor crece en su interior y cada vez está más duro. Lame la punta con suavidad, me está llevando al límite y lo único que quiero es que se lo meta entero en la boca, pero sabe que me vuelve loco cuando me provoca. Bajo la mano y le retiro el cabello de la cara con cuidado para verla bien.

—Métetelo todo, amor.

Le gusta seguir órdenes. Se lo mete entero en la boca, moviendo la lengua alrededor de la punta. Pongo los ojos en blanco mientras ella me llena el pene de chispas. Carajo. Sí. Abro los ojos y la veo subiendo y bajando la cabeza, gimiendo con la boca llena. La humedad y calidez de su boca me hace vibrar. Me rodea el pene con la lengua, y cada vez que me roza la punta hace que me hinche y me ponga más duro en su boca. Podría vivir en este momento para siempre, con sus labios cerrados sobre mí, a su merced.

Me besa la punta.

—Te necesito dentro de mí —suplica, algo falta de aire.

Me muero por estar dentro de ella. Se incorpora y se inclina hacia mí, besándome los labios con esa preciosa boca cubierta de saliva y con sabor a pene. La abrazo y la siento encima de mí para que nuestras pieles se toquen y se deshagan. Le beso la cara, bajo por el cuello y me detengo a lamerle la oreja. Noto cómo se le eriza la piel. Hundo la boca en su pecho y gruño. La necesito entera. Mi erección está que arde entre sus piernas, y siento cómo me chorrea sobre el pene y los testículos.

Me tumbo mientras ella sigue sentada. Me sostiene entre los pliegues de su vulva y balancea las caderas sobre mí. Siento toda la sangre dirigiéndose a mi erección, y apenas puedo controlar el deseo de metérsela entera.

—Quiero metértela —le digo—. Ya.

Me mira, sonriendo, y se coloca justo encima de mí, con mi punta sobre su entrada. Siento el goteo del líquido preseminal y me hace cosquillas en la punta del pene. Tiene los labios abiertos y alcanzo a verle la lengua. Finalmente se desliza sobre mí y me atrae hacia su interior. Soltamos un grito ahogado a la vez; noto cómo me aprieta, su calidez. Ella se sienta, dejando caer todo su peso sobre mí para que la penetre hasta el fondo. Observo a la preciosa mujer que está sentada en mi regazo, que me tiene entre los muslos, con la vagina cerrada a mi alrededor, con unas caderas perfectas para agarrarlas. Sus senos me quedan a la altura de los ojos, y veo cómo rebotan con cada movimiento. No puedo evitar acercarme y meterme sus pezones en la boca; saboreo el sudor que se ha acumulado en su piel y el agua salada del chapuzón de antes. A mi lengua le encanta ese sabor salado. Ella se balancea sobre mí y me mantiene dentro. Sube y baja por mi pene y hace que la excitación se propague hasta el último rincón de mi cuerpo. Está mojadísima.

—Eres la mejor —le digo.

Ella me mira y se muerde el labio.

—Lo sé.

Su confianza me vuelve loco. Sabe el poder que tiene sobre mí, los sentimientos que me provoca. Le agarro las caderas y la muevo hacia delante y hacia atrás, gimiendo mientras me dejo llevar por el placer. Me cuesta respirar y mi pecho suda bajo sus manos. Levanto la cadera para acercarme a la suya, y me salgo para volver a entrar hasta el fondo. Veo cómo se le dilatan las pupilas, cómo se le sonroja la piel del pecho. Quiero que se venga encima de mí, quiero notar cómo sus músculos se contraen a mi alrededor.

Le busco el clítoris y utilizo la humedad que rezuma de mi pene al entrar y salir. Le masajeo la piel de la zona, con movimientos circulares, sin tocarlo directamente. Las ansias la hacen gritar y noto cómo se le contraen los músculos. Cada vez que se contraen, una descarga de calor me recorre el cuerpo entero.

Muevo la mano más rápido y utilizo más dedos para aumentar la presión.

Parece un ser etéreo, balanceándose y moviendo las caderas sobre mí. Su calor me enciende el pene y se extiende por mi cuerpo. Me agarra para notarlo aún más dentro y echa la cabeza hacia atrás, gimiendo desde lo más profundo de la garganta. Siento los latidos de su vulva, y eso me lleva al límite. Me empuja más adentro.

—Ya vente. —Me mira con los ojos arrebatados de amor y pasión.

Pierdo el control y la cabeza me da vueltas como si estuviera a punto de desmayarme. Estoy a punto de explotar. **Se me tensa el pene, me dejo ir y la lleno toda de mí. Noto la calidez de mi semen en su interior envolviéndome el pene. Siento los cosquilleos de la descarga que acaba de ocurrir. Ella se deja caer sobre mi pecho, sin sacármelo y nuestros cuerpos húmedos y calientes siguen unidos.** Me siento bien. Somos uno.

Nos despegamos y nos tumbamos mirando al radiante cielo azul. Mi pecho rebosa de amor mientras recupero la respiración.

—Te quiero tanto —le digo, girándome para mirarla.

—Lo sé —responde con una sonrisa—. Yo también te quiero.

Se levanta y se echa a correr hacia el agua.

—¿Una carrera? —me pregunta.

¿Qué he hecho para tener tanta suerte?

Respira

Para sentir placer, debes estar en un estado mental relajado, y la mejor forma de salir de la cabeza y entrar en el cuerpo es conectando con la respiración. Por desgracia, la pornografía nos ha enseñado muchas formas erróneas de respirar durante la masturbación y el sexo, como esas bocanadas entrecortadas o esa forma de aguantar la respiración (no me refiero a la asfixia, que puede ser de lo más excitante).

Yo también he cometido el error de respirar así, pero la mejor forma de pasar a un estado nervioso parasimpático (es decir, de relajación profunda), lo cual es esencial para sentirte cómoda y obtener el máximo placer posible, es alargando las exhalaciones. Si tratamos de respirar de manera más lenta y profunda, el placer también se vuelve más intenso y profundo. En mi experiencia personal, si a veces me cuesta sentir placer durante la masturbación o el sexo, me concentro en la respiración y consigo reconectar con las sensaciones.

Lee en qué consiste esta técnica para saber a qué atenerte, y luego intenta incorporarla en tu sesión de sexo en solitario cuando llegues a la meditación. Sin duda, es la práctica más consciente y meditativa que puedes llevar a cabo durante las sesiones de autoplacer. Salir de la cabeza y entrar en el cuerpo es fantástico, ya verás.

PASO 1: Respira hondo, inhalando por la nariz durante cinco o seis segundos, y luego exhalando por la boca durante el mismo tiempo. Hazlo algunas veces hasta entrar en el ritmo.

PASO 2: Sigue respirando así, y ahora visualiza la respiración: empieza desde los genitales y sube por todo el cuerpo.

PASO 3: Imagina que la respiración es el placer que estás sintiendo; haz que suba desde tus genitales hasta la cabeza, y de vuelta hacia abajo.

Como es lógico, la respiración cambiará si incorporas estimulaciones distintas, pero es importante que reconectes con tu respiración si ves que empiezas a entrar en la mente y a salir del cuerpo.

Mientras investigaba para este libro, hablé con mi buen amigo Jamie Clements, instructor de respiración, para que me hablara de las técnicas de respiración que recomienda para generar la máxima relajación y placer. Insistió en que muchas personas tienen la tentación de aguantar la respiración, respirar de manera superficial, o con bocanadas cortas durante el sexo y la masturbación, pero que lo mejor es respirar con profundidad y suavidad para mantener ese estado de relajación. La técnica que me enseñó es parecida a la anterior, pero se centra en otro aspecto. Se conoce como «órbita microcósmica» y me encanta, el propio nombre es casi orgásmico:

PASO 1: Dirige la atención a los músculos del suelo pélvico o al ombligo.

PASO 2: Mientras inhalas, visualiza tu respiración moviéndose a través de los genitales y subiendo por la columna hasta la cabeza.

PASO 3: Mientras exhalas, visualiza la respiración moviéndose desde la parte frontal del cuerpo hacia el suelo pélvico.

PASO 4: Repite el ciclo para crear un flujo de energía que se mueva por todo el cuerpo.

IMPORTANTE: Asegúrate de que sigues ambas técnicas de forma segura. Si notas que te mareas, rebaja la intensidad y vuelve a tu ritmo respiratorio habitual.

UN BUEN VIAJE EN AUTOBÚS

TIEMPO DE LECTURA
> 10 MINUTOS

LA PAREJA SEXUAL ES
ATREVIDA

LISTA DE INGREDIENTES SEXIS
□ MASTURBACIÓN
■ CLÍTORIS/DEDO
□ CUNNILINGUS
□ FELACIÓN
□ ESTIMULACIÓN DE PEZONES
■ PENETRACIÓN VAGINAL
□ SEXO ANAL/ESTIMULACIÓN ANAL
□ AZOTES
□ JUGUETES SEXUALES
□ ASFIXIA
□ BDSM

Cada día tomo el mismo autobús de dos pisos para volver a casa. Hasta hace un mes, me pasaba todo el trayecto mirando el celular, sin prestar atención a la lluvia que golpeaba los cristales o al cambio de estación que anunciaban las hojas de los árboles de los parques por los que pasábamos. Pero entonces, un día, se me descompuso el teléfono y empecé a fijarme en los detalles.

Dos paradas después de mí se subió un chico que tenía más o menos mi edad. Al principio solo me percaté de él porque llevaba la misma mochila que yo, pero desde entonces me he dado cuenta de muchas más cosas. Sé cómo mira por la ventana durante todo el camino, a veces con la frente pegada al cristal. También me he fijado en que no tiene un asiento favorito, a diferencia de mí (siempre me siento en el piso de arriba, en la penúltima fila, a la derecha del pasillo, mirando hacia el conductor). No me paso el trayecto mirándolo ni mucho menos, y, cuando lo hago, la mayoría de las veces no es a propósito. Si observo cómo le cae el pelo sobre la nuca y cómo son sus manos al presionar el botón antes de su parada, es de pura casualidad.

Cuando se baja del autobús, una parada antes de la mía, y fantaseo sobre cómo sería sentir esas manos en mi cuerpo, también es pura casualidad.

Hoy me siento en mi asiento de siempre y espero. Dos paradas después, suspiro de alivio al verlo subir. Lleva una chaqueta ligera sobre una sudadera de color verde oscuro y se sienta unas cuantas filas delante de mí, a la izquierda, lo que me permite verle el cuello sin problemas. «Eres una rarita», me regaño, obligándome a apartar la mirada. Pero apenas unos instantes después, se me vuelven a ir los ojos.

Está sentado junto a un hombre que lleva traje y una chamarra. En la parada siguiente, se sube un amigo del hombre que tiene al lado. Se ponen a hablar y mi chico le cede el asiento para que puedan sentarse juntos. Mira hacia la parte delantera del autobús mientras decide dónde sentarse. No va muy lleno, y si quiere sentarse solo, le sobran las opciones.

Entonces se gira para mirar al fondo del autobús, para mirarme... a mí. Por primera vez en la historia, nuestros ojos se cruzan. Mi corazón se acelera. Camina hacia mí a paso lento, mientras el autobús sigue avanzando, sin quitarme los ojos de encima. Cuando llega a la altura de mi asiento, sonríe. Me pregunta si me importa que me siente.

—No, claro —grazno, y me aclaro la garganta—. Es un país libre.

Mientras me muero de vergüenza por lo que acabo de decir y por cómo se me salió, tomo mi mochila para que tenga espacio.

Se sienta y nuestros brazos se rozan. La sensación me resulta tan intensa que tengo que cambiar de postura. Saco el celular nuevo y le escribo un mensaje innecesario a una amiga sobre los planes para el fin de semana. Entonces, el autobús da una sacudida, se me escurre el teléfono de la mano y se cae al suelo, junto a su pie. Se agacha para recogerlo.

Extiendo la mano y le doy las gracias. Pero en lugar de dármelo, me lo coloca en la falda, justo en el pubis. Llevo un vestido de lana sin medias. El frío del plástico pasa a través del tejido del vestido y de las pantaletas y me despierta el clítoris. Me quedo con la boca abierta y se me hace un nudo en el estómago. Me mira directamente con otra de sus sonrisas y suelta el celular. ¿Lo hizo a propósito? ¿Era una indirecta? Trago saliva y tomo el celular. La ausencia de frialdad en mi clítoris es tan intensa como cuando estaba allí.

Me inclino hacia donde tengo la mochila para guardar el teléfono en el bolsillo delantero. Ahí es donde guardo las llaves. Se me ocurre una forma de descubrir si lo de antes era una indirecta. Saco las llaves y las deslizo por el suelo justo delante de sus pies, donde yo no llegue a recogerlas.

Me vuelvo a sentar.

—Disculpa —le digo. Me mira con una expresión imposible de descifrar. Con el corazón a mil por hora, saco el valor de no sé dónde y le pregunto:

—¿Te importaría pasarme las llaves?

Baja la mirada hacia ellas, bien colocadas alrededor de mi llavero de palmera. Está pensando en algo. Entonces se agacha y las recoge. Trato de mantener la respiración estable mientras espero a ver qué hace. Quiero que haga lo mismo que antes, que me las coloque sobre la falda. Pero en su lugar, se acerca a mi pierna. Toma una de las llaves entre el pulgar y el índice, como si estuviera a punto de meterla en una cerradura, y me acaricia con ella la pierna mientras va subiendo.

Tiemblo, no sé si por el frío, por las cosquillas o de la sorpresa. Al llegar a la rodilla, se topa con el forro del vestido. Duda, deteniéndose el tiempo necesario para que lo detenga si quiero.

No lo hago.

Sigue subiendo con la llave por la piel, ahora por la cara interna del muslo. Cuando llega a las pantaletas, coloca la llave plana sobre mi vulva, de forma que mi clítoris y los labios sientan el frío y la dureza del metal.

Miro alrededor para ver si los pasajeros de delante se dieron cuenta. Su presencia es lo que hizo que no soltara un grito ahogado; de lo contrario, podría haber gemido.

Me está mirando. Clavo mis ojos en los suyos. No ha apartado la llave de mi vulva, pero ahora la deja caer en la parte de la tela que descansa sobre el asiento. Pero no aparta la mano. Aguantándome la mirada, me acaricia la parte interna del muslo con la punta de los dedos, pasa por encima de la vulva, ya palpitante, y acaricia el otro muslo. Cuando vuelve a mi vulva, se detiene y me frota el clítoris por encima de las pantaletas.

Me concentro en mi respiración. Espero que así consiga evitar hacer ruido, pero es cada vez más profunda gracias al placer que estoy sintiendo.

Aparta la mirada para fijarse en su entrepierna. Le sigo con los ojos y veo que su pene empieza a apretarse contra la tela del pantalón. Su reacción y la mano que sigue en mi clítoris hacen que suspire de placer. Vuelvo a mirar a los pasajeros para ver si alguien me ha oído. El autobús se está deteniendo, y veo cómo los demás pasajeros, salvo el de la chamarra y su amigo, se levantan para bajarse.

Entre mis piernas, sus dedos tiran de mis pantaletas hacia un lado y se introducen en mi vagina mojada.

Me muerdo el labio para no hacer ruido. El dolor de no poder gemir se mezcla con el placer. Saca los dedos y sube hasta el clítoris, donde se abre paso con un movimiento lento y circular. Agarro la barra del asiento de delante, pero enseguida pienso que será muy evidente si los hombres que quedan se giran en algún momento, así que me apoyo en el respaldo y sigo inhalando al ritmo del placer que emana desde mi vulva y se extiende por todo el cuerpo, para luego exhalar y empezar de nuevo.

En voz alta, como para que lo oigan los demás, de pronto dice:

—Disculpa, ¿te importaría si nos cambiamos de lugar? Me gusta mirar por la ventana.

Frunzo el ceño. No entiendo por qué lo dice, porque si le cambio el lugar, tendrá que sacar la mano de mis pantaletas. Ahora que me dejó con las ganas y se llevó a cambio una erección, ¿se va a acabar todo? Pero no puedo decir que no. Asiento y espero a que me deje salir, pero no lo hace. Así que me levanto primera y me hace pasar por encima de él, y mientras se desliza hacia mi asiento, veo cuál es su plan: ahora que tiene las manos libres, se puede desabrochar el pantalón.

Mientras me cambio de asiento, las llaves que seguían dentro del vestido, donde las había dejado, caen al suelo y hacen bastante ruido. El hombre de la chamarra y su amigo nos miran y yo me quedo paralizada, preguntándome si desde donde están llegan a ver lo mismo que yo: un pene desnudo, duro y ansioso. Pero apartan la mirada; su entrepierna queda escondida tras los asientos.

Me siento a su lado, preguntándome qué pasará a continuación. Me toma la mano y la lleva hacia mi vulva, donde todavía tengo las pantaletas apartadas hacia un lado. Me empuja el dedo para que me lo meta y lo mueve un poco, para que se humedezca. Entonces saca mi dedo y me lleva la mano hasta su pene. Está duro y es muy suave. Con la humedad de mi dedo se lo humedezco, y entonces lo tomo con la palma de la mano y empiezo a subir y bajar. Lo miro, esperando ver una expresión de placer, pero me sonríe con mucha educación. Su rostro no deja entrever lo que está ocurriendo entre nosotros.

El autobús se vuelve a detener y esta vez tanto el de la chamarra como su amigo se bajan. Durante un segundo se me para el corazón al pensar que el de la chamarra se dio cuenta y por eso se levanta, pero entonces recoge su bolsa y se dirige a la salida.

Ahora estamos solos y yo sé qué quiero que pase a continuación. Repasa con la mirada el autobús vacío y dice, impasible:

—No hay mucho sitio. Quizá lo mejor sea que te sientes encima de mí.

Trago saliva, con la mano aún en su pene. ¿De verdad estoy haciendo esto? ¿Sexo en el autobús? Como respuesta, mi vulva se acelera. Asiento y me levanto. Me sube el vestido hasta la cadera mientras me siento sobre él, y abre las piernas. Me coloco en el espacio entre ellas, y con cuidado tira de mí hasta que lo tengo completamente dentro. Esta vez sí me permito un gemido —solo uno—, antes de concentrarme otra vez en mi respiración: en el piso de abajo aún queda gente que podría oírnos. El placer es superable, siempre que pueda concentrarme. Pero entonces, dos de sus dedos encuentran mi clítoris y empiezan a frotar. Aprovecha la humedad de mi vagina y empieza a hacer círculos sin detenerse.

Noto que empiezo a llegar al clímax; la posición en la que estamos hace que no pueda estar más engullido por mi vulva. Sé que él también está a punto; siento cómo se intensifica su respiración contra mi cuello, siento cómo se le tensan los músculos mientras me ayuda a balancearme sobre su pene duro. El autobús se detiene y sube gente. Veo la parte trasera de una cabeza aparecer en las escaleras; alguien está subiendo al piso de arriba. Cuando aparece su cuerpo, me doy cuenta de que lleva uniforme: ¡es policía! Pero parar ahora sería una tortura. Sigo balanceándome sobre su pene a un ritmo perfecto, y él sigue moviendo el dedo alrededor de mi húmedo clítoris. El policía que subió no se fija en nosotros; se sienta en la parte delantera y se concentra en su celular. Su presencia hace que todo sea todavía más salvaje. **Clavo la mirada en el policía mientras siento esa sensación resbaladiza y placentera en mi clítoris. El pene del desconocido que tengo debajo se mueve lleno de energía dentro de mí. Noto su fuerte respiración en la nuca y mis músculos tensándose. La presión empieza a apoderarse de todo mi cuerpo, y por fin exploto.**

En cuanto el gemido más leve sale de mis labios, el policía nos mira y siento cómo el pene que tengo dentro se tensa y da una sacudida: él también se está viniendo. El policía sigue mirándome. Cierro la boca y doy un largo suspiro, consciente de que no me puedo levantar antes de que se vaya, si no quiero que me vea la vulva desnuda.

El desconocido sobre el que estoy sentada también lo sabe. Todavía le falta el aire, pero se me acerca y me besa la mejilla. En voz alta y en serio, me pregunta:

—¿Qué se te antoja para cenar?

Mientras intento pensar en una respuesta, siento un chorro de semen resbalando desde mi vagina y cayendo en el asiento.

Cuanto más mojado, mejor

Hablar sobre lubricante puede ser un poco «pegajoso», tanto en el sexo con pareja como en la masturbación, aunque en realidad es una forma brutal de intensificar el placer en todas las relaciones sexuales. Además, al usar lubricante evitarás microdesgarros vaginales, que a veces llevan a contraer candidiasis y vaginosis bacteriana. Así que cuanto más mojado, mejor, tanto para ti como para tu salud.

Entiendo las reticencias que puede provocar utilizar lubricante. De adolescente, tuve una pareja que sacó un bote mientras nos acostábamos y me ofendí muchísimo. Pensé para mis adentros: «Cómo se atreve a sugerir que no estoy lo bastante mojada. ¡Solo las abuelas necesitan lubricante!».

No me sorprende mi reacción si tenemos en cuenta que nunca se nos enseñó que el lubricante es para todo el mundo y que creíamos que debíamos estar mojadas todo el rato y a demanda. Pero no es el caso. Durante el ciclo menstrual, es normal que tengas días más húmedos y días más secos, y también que estés mojada cuando ni siquiera tienes ganas. Así funciona nuestro cuerpo. He aprendido, a las malas, que no siempre estoy mojada cuando quiero tener relaciones sexuales (y si a ti también te pasa, sabe que es de lo más habitual). ¡Con lo fácil que habría sido echar un poco de lubricante en lugar de intentar forzar la entrada de un juguete sexual o de un pene en mi vagina! Por eso, si todavía no tienes lubricante, te animo a que pases por la farmacia y te compres un bote antes de leer el próximo relato. Usar lubricante para masturbarte puede ser revolucionario. Es increíble cuando te masajeas a ti misma y te tocas los genitales de forma sensual, sobre todo si utilizas juguetes, ya que se deslizan por la piel.

Existen muchos tipos de lubricante con los que experimentar, y escoger uno puede ser una parte muy excitante de la masturbación. La mayoría de los lubricantes son a base de agua, de silicona o de aceite. Si vas a usar las manos, puedes utilizar el que quieras. Los juguetes de cristal, metal o de cuarzo son compatibles con todo tipo de lubricantes, pero si vas a usar juguetes de silicona, opta por un lubricante a base de agua porque los demás podrían corroer el material y estropearlos. Ah, y si vas a usar preservativo, asegúrate de utilizar una opción a base de agua o de silicona para que el condón se mantenga intacto.

Bajo esas tres grandes categorías, tienes un mundo entero de lubricantes para explorar, y un montón de productos interesantísimos. Lo importante es que lleven ingredientes naturales que respeten el pH, ya que tu vulva te lo agradecerá. Hay lubricantes con efectos especiales, como los que hacen cosquillas, se calientan o saben bien. Los hay específicos para el sexo anal u oral. La consistencia debe ser resbaladiza, pero no pegajosa. A mí me encanta utilizar lubricantes de CBD porque son superrelajantes y, según mi experiencia, hacen que las sensaciones sean más intensas.

EN LA OFICINA

TIEMPO DE LECTURA
<10 MINUTOS

LA PAREJA SEXUAL ES
ARROGANTE

LISTA DE INGREDIENTES SEXIS
- ■ MASTURBACIÓN
- ☐ CLÍTORIS/DEDO
- ☐ CUNNILINGUS
- ■ FELACIÓN
- ☐ ESTIMULACIÓN DE PEZONES
- ■ PENETRACIÓN VAGINAL
- ☐ SEXO ANAL/ESTIMULACIÓN ANAL
- ■ AZOTES
- ☐ JUGUETES SEXUALES
- ☐ ASFIXIA
- ☐ BDSM

Es viernes. Son casi las 17:30 y en la oficina todo el mundo habla de sus cosas. Llevo toda la semana trabajando con mi jefe en una presentación para el lunes, y me muero de ganas de terminar para poder salir pitando de aquí. Un último retoque, y a imprimir.

Mi jefe se pasea de un lado a otro por su oficina de muros de cristal, esperando con impaciencia a que le dé la presentación para poder echarle un último vistazo antes de irse. Se pasa la mano por el cabello corto y cuidado y le veo un pequeño círculo de sudor en la axila. Es un tipo arrogante —es listo y guapo, y lo sabe— y por eso me gusta ver que, como el resto de los mortales, suda a través de la camisa. Cuando se inclina sobre mi escritorio para comentarme algo, siempre huele muy bien. En ese momento, levanta la vista y me descubre mirándolo. Redirijo la mirada a mi computadora y noto cómo me arden las mejillas.

Ya hice el último cambio, hago clic en «Imprimir», doy un golpecito con la pluma en el escritorio y doy vueltas en la silla giratoria mientras espero. Aparece una ruedecita que anuncia un desastre en la pantalla. Uy. Toco el ratón para ver si puedo solucionarlo, y la pantalla se pone en blanco. Carajo. Presiono el botón de encendido como una loca, mirando por encima del hombro para ver si mi jefe se dio cuenta. Casi me mata del susto: lo tengo justo detrás.

Me pregunta dónde está la impresión.

—Mandé a imprimir... y pasó esto —digo, haciendo una mueca.

Se inclina por encima de mi hombro; ahí está ese olor salado suyo entrándome por las fosas nasales. Mueve el ratón y hace clic aquí y allá.

No pasa nada. Me pregunta si se la envié a alguien por correo o la guardé en la nube.

—La tenía en el escritorio... —respondo con un hilo de voz.

Su cuerpo se pone tenso de la rabia. A mí también se me tensan los hombros, a la espera de que empiece a gritar.

Pero, muy tranquilo, me dice:

—Mañana te quiero aquí; a las nueve en punto.

Soy puntual, pero él ya llegó y se está preparando un café en la cocina. Da vueltas a la cucharita con rabia, está claro que sigue enojado. No levanta la vista cuando paso por delante de él de camino a mi escritorio. Dejo mis cosas en la silla. La computadora no se enciende. En la oficina no hay ni un alma. Estamos solos en esta silenciosa torre de cristal.

—Ven conmigo. —Su voz envía corrientes eléctricas a través del cavernoso laberinto de escritorios. Sorprendida, lo sigo hasta su espacioso despacho, en el que una de las paredes es un ventanal con vistas a la ciudad, donde se ven un montón de rascacielos y las calles atestadas de gente. Me lleva hasta su escritorio, lo cual interpreto como una orden para que me siente. Se me eriza el vello de la nuca al pensar en que me está mirando. Me pregunto si será así todo el día. Sé que tendría que haber guardado la presentación original en algún otro sitio, pienso, pero no lo hice a propósito.

Abro un documento de PowerPoint en blanco y nos ponemos a trabajar. Tratamos de recordar qué gráficos habíamos incluido y el orden de las diapositivas. Se ofusca cuando no consigo encontrar la fuente que habíamos usado para los títulos, y su reacción me parece ridícula de tan exagerada. Como no encuentro la que le gusta, coloca su mano encima de la mía en el ratón para obligar a la flecha a pasar por la barra de herramientas. Por un momento me distraigo pensando en lo infantil de su comportamiento y en que su mano sobre la mía es firme e imponente. Cuando hace que mi dedo haga clic en el botón izquierdo, la excitación del momento se extiende hacia mis pantaletas.

Entonces vuelve a ser un imbécil. Me manda a comprar algo para comer y no me da ni las gracias, me dice que estoy siendo muy lenta y disfruta señalando mis faltas de ortografía. Cuando afuera empieza a oscurecer, digo que tengo que ir al baño. No es verdad, pero necesito estirar las piernas y alejarme de él.

—Ya irás cuando acabemos esta diapositiva —dice, él de pie a mi lado, yo sentada en mi silla.

Es la gota que colma el vaso.

—¿Por qué me estás tratando de esta forma? —le suelto—. No perdí la presentación a propósito. Si no estuvieras siempre pidiéndome que te imprima las cosas, te la habría enviado por correo y así tú tendrías una copia, ¿o no?

El aire en esta oficina enorme y vacía tiembla bajo mis palabras como si una campana acabara de dar la hora. No dice nada, se limita a mirarme, con la cara de pronto muy cerca de la mía. El pánico invade mi cuerpo. Diablos, le acabo de gritar a mi jefe.

Entonces, casi sin que se note, me sonríe. Creo que lo impresioné.

—Tienes razón —dice—. Lo siento.

Estoy tan asombrada de que mis palabras hayan funcionado que no sé qué hacer.

—Démonos un descanso —sugiere. Se acerca a un armario que hay junto a la puerta, saca una botella de vino y dos vasos. El tapón de la botella hace un chasquido agradable al abrirse, seguido del sonido que hace el líquido contra el cristal, y el aroma a madera dulce llena la sala. Al pasarme el vaso, me sostiene la mirada y empiezo a sentir calor en la vulva.

—Por ti —dice, sin quitarme los ojos de encima mientras brinda con el vaso que tengo en la mano—. Gracias por tu esfuerzo de hoy.

Entorno los ojos mientras doy un trago.

—¿A qué viene esa mirada? —pregunta.

—Sonaste un poco sarcástico —respondo.

Ríe.

—Contigo no se puede —dice, dando un trago. Tiene una gotita de vino en el labio. Sé que estoy siendo muy transparente, pero no puedo evitar mirarla con deseo mientras se la limpia—. Me miras mucho, ¿lo sabes?

Mis mejillas me traicionan y se ponen rojas, pero al menos no sabe cómo tengo la vulva.

De lo contrario, sabría que me palpita con fuerza, que se me está hinchando bajo las pantaletas, y todo por su forma de mirarme. No digo nada. Se acerca y se sienta en el borde del escritorio, justo a mi lado, y el corazón empieza a latirme a toda velocidad.

—Te prometo que lo siento, y que estoy agradecido por tu esfuerzo. No solo el de hoy, sino el de toda la semana.

—Bien —respondo asintiendo—. Te creo.

Con una sonrisita provocativa añade:

—Pero sí, estoy un poco enojado contigo.

Me muerdo el labio. Trago saliva.

—¿Y qué puedo hacer para compensarte? —le pregunto.

Sé lo que quiero que me pida. Lo estoy retando a que lo haga.

En voz baja, sin apartar la mirada, dice:

—Te podrías levantar, te podrías inclinar sobre el escritorio y podrías subirte el vestido para que te dé unos azotes.

Mi respiración es tan entrecortada que me estoy mareando. La humedad de mi vagina está empezando a mojarme los calzones. Me levanto de la silla y hago lo que me pidió. La corriente de aire frío en mis piernas es tentadora. Apoyo la frente en mis manos, las cuales coloqué sobre el escritorio. Oigo sus pasos lentos y decididos moverse detrás de mí. Tira de mis pantaletas y me las hunde entre los pliegues de la vulva para dejar las nalgas a la vista. Sé que está viendo lo mojada que está la tela. Y espero.

El escozor de su mano contra mi nalga es tan placentero que no puedo evitar gemir. La impaciencia que lleva todo el día cociéndose no solo era por el trabajo, sino también por la tensión sexual. Me azota la otra nalga, y esta vez deja la mano en ella, aplicando presión sobre ese dolor agudo y caliente que tanto me está gustando. Lo hace dos veces más: azote, escozor, presión; azote, escozor, presión. Imagino las rojeces con la forma de su mano que se están formando, como si me hubiera marcado.

—Levántate —dice. Le hago caso y me pongo de cara a él—. Aún sigo un poco enojado.

Me palpitan los párpados. Es como si todo mi cuerpo estuviera temblando.

—Haré lo que me pidas —respondo.

—¿Te meterías mi pene en la boca? —me pregunta. Asiento—. Arrodíllate.

Se baja el cierre de los jeans y su pene sale disparado. Es largo, suave y grueso. Abro la boca con obediencia, y él me la llena. Es justo lo que quiero. Siento cómo la excitación se desata en mi interior mientras lo exploro con la lengua, mientras me pasa la mano por el pelo, colocándome la cabeza donde la quiere, mientras la saliva me llena la boca, ansiosa, alrededor de su pene suave, caliente y palpitante. Está gimiendo. Me siento victoriosa: esos gemidos son por mí.

De pronto la saca de mi boca, con las manos todavía en mi cabello.

—¿Todavía harás lo que te pida? —pregunta, bajando la mirada hacia mis rodillas, que están junto a sus pies.

—Sí —respondo con un suspiro.

Me dice que me quite el vestido y las pantaletas y vaya a la ventana. Hago lo que me dice. La emoción del peligro me recorre el cuerpo mientras observo la ciudad bajo el crepúsculo y las luces titilantes que se extienden ante mí, preguntándome si alguien de las oficinas cercanas me estará viendo. Oigo el ruido revelador de un envoltorio que se abre y luego siento su aliento en mi hombro. Me desabrocha el brasier y los tirantes me hacen cosquillas al caer. Me empotra con firmeza, totalmente desnuda, contra el cristal. El frío me muerde los pezones y el vientre de una forma muy agradable. Estoy tan caliente y mi vulva palpita con tantas ansias que creo que estoy a punto de romperme en mil pedazos.

Me encanta estar desnuda y que él esté vestido, y que lo único que tenga expuesto sea el pene cubierto por el condón. Juega con él contra mi culo desnudo.

—Abre las piernas —me susurra al oído.

Lo hago. Sin avisarme se me mete. Noto cómo su pene duro entra y sale sin problemas, creo que nunca he estado más mojada que ahora mismo. Pensar que tal vez alguien nos esté mirando hace que el corazón se me acelere y que aún lo desee más. Mis gemidos le suplican que me coja más fuerte, y él obedece. Se apoya con una mano en el cristal mientras me coge; coloco mi mano sobre la suya y tenso los músculos de la vagina, mirando las luces de los coches a treinta pisos de distancia, y el vértigo de estar tan arriba solo consigue intensificar el placer. Su pene se mueve en mi interior, llenándome, ansioso. Bajo la mano hacia mi clítoris y, mientras lo froto, mi vagina lo agarra con más fuerza si aún es posible.

Está empezando a ser demasiado. Siento que estoy llegando al límite y empiezan a temblarme las piernas. **Mientras me vengo, me coge cada vez más fuerte. Grito extasiada hasta que él también suelta un gruñido gutural y se viene al ritmo de los espasmos en mi interior, temblando hasta que se queda inmóvil.**

Apoyo la frente contra el cristal frío.

Me muerde un poco la oreja, con la respiración agitada por el esfuerzo físico.

—Estás perdonada.

Estimulación clitoriana indirecta

Hay infinitas formas de tocarse, y puedes dejarte llevar por tu criterio porque no hay reglas. Ahora bien, si buscas un poco de inspiración, aquí me tienes.

Antes hemos visto cuántas terminaciones nerviosas tienes en el clítoris, por lo que ya sabes que puede ser una zona muy sensible. A veces, estimular el clítoris directamente puede ser demasiado intenso, por lo que resulta útil saber cómo tocarlo de forma indirecta. Incluso si te gusta la estimulación clitoriana directa, ¿por qué no pruebas estas ideas en la próxima meditación, a ver qué te parecen?

LA HAMBURGUESA

Lleva dos dedos de cada mano a cada lado de los labios externos y presiona como si estuvieras haciendo un sándwich con tu clítoris en el centro. Entonces mueve una de las manos arriba y abajo, mientras dejas la otra quieta para que tenga un roce indirecto contra el clítoris. Esta técnica puede ser más fácil si no utilizas demasiado lubricante, ya que así tendrás la fricción necesaria para mantener los dedos en su sitio. Experimenta subiendo y bajando, moviéndolos hacia delante y hacia atrás, y con movimientos circulares.

PROVÓCATE

Usa uno o dos dedos y un poco de lubricante para repasar con el dedo el clítoris y los labios. Esta técnica te permite identificar en qué partes de la vulva tienes más sensibilidad. Prueba con caricias más delicadas o más firmes y frotándote con movimientos circulares, caricias, dibujando un ocho, o hacia delante y hacia atrás. Puedes probar a utilizar un movimiento en concreto y rodear con él el clítoris una y otra vez.

SEXO CON MI EX

TIEMPO DE LECTURA
<10 MINUTOS

LA PAREJA SEXUAL ES
DECIDIDA Y CONOCIDA

LISTA DE INGREDIENTES SEXIS
- ☐ MASTURBACIÓN
- ☐ CLÍTORIS/DEDO
- ☐ CUNNILINGUS
- ☐ FELACIÓN
- ☐ ESTIMULACIÓN DE PEZONES
- ■ PENETRACIÓN VAGINAL
- ☐ SEXO ANAL/ESTIMULACIÓN ANAL
- ■ AZOTES
- ☐ JUGUETES SEXUALES
- ■ ASFIXIA
- ☐ BDSM

Son las seis de la tarde, el vagón está a reventar de gente que sale de trabajar y estoy rodeada de axilas sudorosas. Cuando el tren se detiene y acelera, todos nos movemos a la vez, como una gran amalgama de cuerpos. Tengo la mirada perdida entre las distintas cabezas que me rodean, cuando de pronto una en concreto me llama la atención. Me fijo en la cabeza de un hombre. No... no puede ser. Su cabello danza al ritmo del traqueteo del tren y brilla bajo la luz crepuscular que se cuela por las ventanas.

Llegamos a la siguiente estación y algunas personas se abren paso para salir al andén. Él vuelve a encontrar un sitio. Ahora lo tengo de frente. Nuestros ojos se cruzan justo en el mismo instante. Es mi ex; con el que no funcionó. Se me hace un nudo en el estómago y es como si mi corazón quisiera salir del pecho. Dejo que mis ojos repasen esa cara que tantas veces sostuve muy cerca de la mía y ese brazo que ahora se agarra a la barra, pero que solía abrazarme las noches de frío y bajo el edredón. Carajo.

El tren vuelve a detenerse. Me doy cuenta de que es mi parada y, presa del pánico, tomo el bolso que había dejado entre mis pies. Alzo la mirada y veo que ya no está. Un poco agobiada, preguntándome si me lo acabo de imaginar todo, casi me lanzo a través de las puertas en el último segundo.

—¿Te ayudo...? —Ahí está, extendiendo su mano para ayudarme a recuperar el equilibrio. Me quedo sin respiración y noto los millones de mariposas que tengo revoloteando en el estómago. Me está sonriendo. Aunque ya recuperé el equilibrio, tomo su mano por instinto, y es como si me pasara la corriente.

—Ah, hola —consigo decir, apartando la mano enseguida. Me cuelgo el bolso del hombro.

—Hola —responde, aún sonriendo. Nos quedamos en medio del ajetreado andén, anclados en este extraño momento. Es como si nada hubiera cambiado, y al mismo tiempo es todo distinto. La gente sigue pasando a nuestro lado, pero nosotros nos quedamos ahí, mirándonos. Se me ocurre que debería hacerle las típicas preguntas.

—Hacía tiempo que no te veía, ¿qué tal todo?

—Pues muy bien, la verdad. Freya y yo... —Me mira con cuidado—. Nos acabamos de mudar a un departamento nuevo, está muy bien. Y, pues... ¿tú qué tal?

Ya sabía que tenía novia, pero aun así se me hace un nudo en el estómago cuando dice su nombre. Si ya superamos la ruptura, ¿por qué tenemos ese impulso tan humano de querer que las personas a las que un día quisimos sigan enamoradas de nosotros?

—Sí, todo bien también. —Igual que hizo él, le resumo mis últimas novedades—. Mi novio y yo acabamos de estar en México y la pasamos genial.

Mientras se lo cuento, me sonríe; sé que está aliviado de que yo también sea feliz. Pero ¿el estómago también le daría un vuelco cuando pronuncié el nombre de mi novio? ¿Soy mala persona por esperar que así sea?

El andén sigue abarrotado, y alguien lo empuja sin querer.

—Oye, ¿y si salimos de aquí? Estaría bien hablar un poco más.

—Parece sincero, tiene los ojos muy abiertos, casi brillantes, con ganas de que acepte.

—Okey —me oigo decir—. Si quieres, podemos ir al bar. ¿Sabes ese que está ahí, el...?

—Claro, me acuerdo de nuestro bar. —Me interrumpe—. Vamos.

Caminamos hacia el que fue uno de nuestros sitios especiales. Me pregunto si es buena idea; las chispas que he sentido al tocar su mano, el sobresalto que me ha dado al oír el nombre de su novia... Hay tensión entre nosotros, algo inacabado. Me pregunto qué pensaría mi novio si supiera que estoy yendo a tomar algo con mi ex sin haberlo planeado. ¿Y Freya, qué pensaría? Ninguno tiene ni idea de lo que estamos haciendo... Pero quizá estoy viendo cosas donde no las hay. Solo voy a ponerme al día con un viejo amigo.

Un viejo amigo con el que tenía un sexo increíble.

Nos sentamos donde solíamos, reconocemos a la camarera de entonces, las sillas que no hacen juego, pero que son muy cómodas, y la tenue luz de color ámbar. Pedimos lo de siempre. Remuevo la bebida con el popote, y los cubitos de hielo tintinean en el vaso. Me está mirando con mucha intensidad, con una sonrisa bienintencionada que desprende calidez.

Saco temas cotidianos a propósito para disipar la tensión, pero incluso así la conversación es tan cómoda y fácil que resulta emocionante. Pedimos otra ronda. Pasamos de hablar de cosas del día a día a tontear un poco. Empiezo a notar que me arden las mejillas, no sé si por el alcohol o por el flirteo. Nos miramos fijamente a los ojos, y ni siquiera aparta la mirada cuando deja el vaso; lo apoya contra el jarrón que hay en la mesa, se cae y derrama el líquido que quedaba por la superficie. Los dos nos apresuramos a limpiarlo con servilletas y nuestros dedos se encuentran. Una oleada de recuerdos me recorre la piel. La última vez que nos acostamos, la primera vez que me besó, su forma de acariciarme el pelo, sus masajes en el cuello. Me mira con una expresión que revela que él también lo siente. En sus ojos hay el mismo deseo. La tentación empieza a apoderarse de mí, se dispersa desde el estómago y me sube por la garganta. No puedo más.

—Voy al baño. —Retiro la silla y casi me echo a correr hacia el pasillo oscuro que lleva al baño. El corazón me retumba y me golpea las costillas. Necesito salir de la intensidad de lo que está ocurriendo en la mesa. Me miro al espejo y me recuerdo que mi novio está en casa, esperándome, seguramente haciendo la cena. Me recompongo y decido que volveré a la mesa y le diré a mi ex que tengo que irme.

Giro la chapa de la puerta, y antes de abrirla ya sé lo que me voy a encontrar.

Está esperando fuera, con una expresión de desesperación en el rostro. Me doy cuenta de que se le aceleró la respiración. Menos mal; quería que estuviera aquí, me moría de las putas ganas de que estuviera aquí.

Me toma de los hombros, me lleva de vuelta al baño, y cierra con pasador. Antes de poder pararme a pensar en qué está a punto de pasar, se inclina y me besa en los labios. Es un beso duradero, magnético, cálido. Un beso que odio decir que extrañaba.

Se aparta y se tapa la boca con la mano, mirándome como si no pudiera creer lo que acaba de hacer.

—Lo siento —dice—. No debí hacerlo.

Va a poner la mano en la chapa, pero no puedo dejarlo ir. Empujo la puerta con la mano sin mirarlo. Si lo miro, sé lo que haré.

Y entonces, dice mi nombre. En voz baja, pero lleno de deseo, y apela a algo que llevo muy dentro. Le tomo la cara con las manos y le meto la lengua en la boca. Él se deja llevar, devolviéndomelo todo, tocándome todo el cuerpo con las manos, reapropiándose de él. Nuestra respiración es intensa y sonora. El beso es desesperado y apasionado.

Me empuja contra la pared y siento su enorme erección contra mi cuerpo. La vagina me palpita al recordar cómo me sentía al tenerlo dentro. Me besa el cuello y escalofríos de placer me recorren la columna. Me peleo con sus jeans para desabrochar el botón y bajárselos. Se quita los calzoncillos y su pene sale disparado. Me meto la mano por debajo del vestido, me bajo las pantaletas y me deshago de ellas. Nos detenemos un instante, dándonos cuenta de la situación y de lo mal que está lo que estamos haciendo.

Se escupe en los dedos, me sube el vestido y me los restriega por la vagina, que no podría estar más preparada para recibirlo. Gime al sentirme de nuevo.

—Carajo, cuánto extrañaba esto —dice.

Le acaricio los labios con el pulgar; nunca imaginé que volvería a estar tan cerca de ellos.

—Y yo.

En ese momento me mete el pene, me empuja contra la pared, me penetra con mucho cuidado, dejando que me recree en mis recuerdos. Puta madre. Había olvidado lo perfecto que es esto. Se me corta la respiración cuando me embiste y se me mete cada vez más adentro.

—Me encanta coger contigo —gruñe.

Mis manos repasan su cuerpo, agarrándolo con todas mis fuerzas, mientras él entra y sale de mi vagina, que ahora ya está chorreando. Cada vez que me llega más adentro, trae consigo una oleada de placer que crece en mi interior y estalla en forma de gemidos que escapan de mis labios. Su pene me toca el punto G de una forma tan perfecta que cada movimiento me lleva al éxtasis.

—No deberíamos estar haciendo esto —le digo tratando de respirar.

Me coge aún más fuerte. Lleva su mano a mi garganta, controlándome, como si no pudiera estar más cachonda de lo que estoy. Tiene mi respiración en su mano; busco aire, pero al mismo tiempo no lo necesito. Relaja la mano y yo inhalo de manera muy profunda, recuperando la respiración, y en mi interior siento un torbellino de placer mientras vuelvo a tragar oxígeno.

Tiene la mejilla pegada a la mía, es cálida y suave.

—Tu vagina es la mejor que he probado —me dice al oído mientras entra y sale. No sabía que necesitaba oír esas palabras hasta que las dijo. Es como si me hubiera frotado el clítoris con ellas, como si pudiera sentirlas en el interior de mi vagina caliente y mojada.

—Extrañaba tanto tu pene —respondo, metiéndomelo, y él me lo agradece penetrándome más profundo y saliendo lentamente para que pueda sentir toda su longitud y su grosor. Noto cada centímetro rozándome por dentro, y me estremezco de placer al mismo tiempo que me siento como una mierda porque esta sensación ya no forma parte de mi vida y por lo mal que me estoy portando, pero también está siendo increíble.

Nos abrazamos, con los dos cuerpos uniéndose en uno solo mientras nuestro placer alcanza el clímax. **Temblando, me dejo caer encima de él mientras llego al orgasmo, y con su mano me tapa la boca para ahogar mis fuertes gemidos. Mi vagina se contrae alrededor de su pene, y la cabeza me da vueltas por el subidón de energía.**

Él se viene dentro de mí, su cuerpo entero tiembla hasta quedarse quieto, y nos quedamos abrazados contra la pared. Sudados y confundidos. Me quita la mano de la boca y me da un beso intenso. Se apoya en mi frente, y quedamos envueltos por una vieja llama.

Recobramos la compostura y volvemos a la mesa por separado. Nos sentamos y nos terminamos las bebidas, pagamos y nos despedimos en la puerta. Nos vamos en direcciones opuestas. Me giro mientras se aleja, y veo cómo él también se da la vuelta.

Estimulación clitoriana directa

Hay personas para quienes la estimulación directa puede ser la vía directa hacia el éxtasis, así que veamos algunas técnicas que podrías incorporar mientras lees la siguiente meditación. Si el tacto directo te resulta demasiado intenso, puedes probarlas por encima del tejido, ya sea de las pantaletas o de la sábana. Pero si no te gusta la estimulación directa, es mejor que no las pruebes. En tal caso, puedes aprovechar el siguiente relato para explorar todos los rincones de tu cuerpo, como hemos visto en la página 35.

Puedes usar estas técnicas justo por encima del clítoris de forma que toques el capuchón, o puedes tirar de él y tocar el glande del clítoris de manera directa (¿ves por qué es tan útil conocer tu anatomía?).

EL DJ

Siempre hacemos la broma de que así es como los hombres intentan darnos placer (es probable que hayas visto algún TikTok), pero si se hace bien, en realidad puede ser una técnica efectiva. Junta dos o tres dedos y colócalos rectos sobre el clítoris haciendo movimientos de adelante hacia atrás o en círculos. Funciona especialmente bien con un poco de lubricante. Puedes ir más rápido o más lento y presionar más o menos según lo que te vaya gustando.

EL *JOYSTICK*

Utiliza uno o dos dedos para frotar el clítoris o el capuchón del clítoris con un movimiento de arriba abajo, de lado a lado o circular. Puedes cambiar el ritmo y la presión; puedes hacerlo rápido o lento, fuerte o suave. De nuevo, funciona muy bien si estás mojada: cuanto más lubricante, ¡mejor!

EL OCHO

Igual que en la anterior, utiliza lubricante y un dedo o dos y ve haciendo un ocho. Puedes cambiar la presión y la velocidad a medida que lo dibujas. Prueba a ver dónde te gusta más hacer el ocho, ya sea alrededor del clítoris, o pasando por encima de él.

La mayoría de las técnicas de estimulación clitoriana directa se hacen con los dedos, vibradores o frotando contra distintos objetos, y lo primordial es que descubras qué te funciona mejor. Lo más importante en lo que debes fijarte mientras exploras qué te gusta es la presión, la velocidad y el tipo de movimiento. Yo te aconsejo que, en cuanto hayas dominado estas técnicas básicas, también comiences a improvisar. Mézclalas, expande los círculos o las caricias o minimízalas, date golpecitos, aplica mucha presión, ve superlenta o superrápida... pruébalo todo.

IMPORTANTE: Aunque dije que vayas superrápida, a veces la velocidad no es lo mejor si buscas el orgasmo; a menudo, es más fácil generar más placer y más intenso si vas despacio y a un ritmo estable. El placer de muchas personas depende del ritmo y de la uniformidad, y por eso a veces utilizar una variedad demasiado amplia de técnicas puede retrasar el orgasmo o hacer que se pierda por completo. Los movimientos repetitivos y un ritmo estable no suelen fallar, así que, si se te antoja combinar varias técnicas, no vayas tan lejos que al final termines quedándote con las ganas.

MI NOVIO Y ELLA

TIEMPO DE LECTURA
<7 MINUTOS

LAS PAREJAS SEXUALES SON
ABIERTAS Y SENSUALES

LISTA DE INGREDIENTES SEXIS
- MASTURBACIÓN
- CLÍTORIS/DEDO
- CUNNILINGUS
- FELACIÓN
- ESTIMULACIÓN DE PEZONES
- PENETRACIÓN VAGINAL
- ☐ SEXO ANAL/ESTIMULACIÓN ANAL
- ☐ AZOTES
- JUGUETES SEXUALES
- ☐ ASFIXIA
- ☐ BDSM

El cálido murmullo de las voces me acaricia los oídos al tiempo que balanceo los pies, sentada en un taburete alto, mientras espero a que llegue mi novio. La atmósfera es oscura y misteriosa, y la luz anaranjada que sale de debajo de la barra crea un ambiente sexi y sensual. Por eso elegimos este sitio.

Las relaciones abiertas siempre me han generado interés. ¿Qué sentiría si mi novio se cogiera a otra mujer? Últimamente he estado pensando mucho en ello, hasta el punto de que se ha convertido en «¿qué pasaría si se cogiera a otra mujer... mientras yo miro?». Cuando me masturbo, me imagino mirándolo mientras está con otra. Imagino que me mira mientras tiene el pene metido dentro de ella, y ella gime con todas sus fuerzas porque es una sensación maravillosa. Sé el placer que es capaz de dar. Su pene es el mejor que he probado, sería una lástima que nadie más pudiera disfrutarlo. Es grande y algo curvado, y todas sabemos que esos son los que llegan al punto perfecto.

Noto que alguien me aprieta el hombro y un escalofrío muy agradable me recorre la espalda. Es mi novio, que me saluda con un beso y una sonrisa antes de sentarse a mi lado. Está nervioso y traga saliva, pero tiene los ojos muy abiertos y alerta. Está emocionado.

Solo tardamos un par de minutos en verla. Está sentada en el otro extremo de la barra, y se apoya en ella con un aire seductor muy natural, de forma que alcanzamos a verle el escote. Acaricia el borde del vaso con el dedo y coloca los labios como si estuviera a punto de dar un beso. Mi novio y yo nos miramos. Suspiro y asiento. Me toma de la mano mientras nos acercamos a saludarla. Está a punto de darnos un infarto.

Nos está esperando. De momento, solo queremos ver si hay química. Si todo va bien, podríamos irnos los tres a casa juntos al final de la noche. Se levanta para saludarnos, y roza con el trasero el taburete. Es tan guapa que parece modelo, y lleva un vestido que le acentúa las curvas. Me abraza y huelo su perfume: es dulce y delicioso. Ahora abraza a mi novio. Noto que mi vulva palpita.

—Qué guapos se ven juntos —digo sin poder evitarlo. Mi novio sonríe un poco incómodo, pero ella ríe y se aparta el pelo con la mano. Lo mira a él y luego a mí—. Eres muy afortunada —dice, lamiéndose los labios. Ya me ganó.

Media hora después, estamos los tres apretujados en la parte de atrás de un taxi. Ella va en medio, y sus muslos desnudos rozan los de mi novio y los míos. Me toma de la mano y luego toma la de mi novio, y las coloca sobre su cálida falda. Es como si nuestros cuerpos irradiasen energía eléctrica.

Quiero decirle a mi novio que la bese, pero no quiero que el conductor me oiga. Espero a cruzar miradas con él y se lo digo sin hablar. Él arquea las cejas. Este será el primer paso en el interior de la madriguera. ¿Quién sabe lo que pasará a partir de ahora? Toma aire y se inclina hacia ella, moviéndole la barbilla con el dedo para ponérsela de cara, y le da un beso largo e intenso. Carajo. Noto cómo se me empiezan a hinchar los labios de la vulva.

La guío desde la puerta de entrada hacia nuestra habitación. Me siento con la espalda sobre las almohadas, y ellos se sientan en el otro extremo de la cama, muy juntos. Mi novio me mira para asegurarse de que estoy segura de que quiero que lo haga. Asiento, deseosa. No es que quiera que la toque, es que necesito que la toque. Él traga saliva.

—Desnúdate —le ordena.

Ella se levanta y obedece. Él no le quita los ojos de encima mientras, muy poco a poco, se baja un tirante del vestido, y luego otro, hasta que cae al suelo. Lleva un brasier de encaje rojo y sin tirantes, y unos calzoncitos que hacen juego. El deseo con el que la mira mientras observa su cuerpo casi desnudo me excita de una forma que no había sentido nunca. Estoy excitada por él.

Despacio, lleva ambas manos hacia la espalda y se desabrocha el brasier. Sus senos quedan al descubierto y los pezones se le ponen duros de inmediato. Avienta el brasier y avanza hasta que su entrepierna está justo delante de la cara de mi novio. Él la agarra de las nalgas y se la acerca, inhalando su olor. A él le está pareciendo todo muy fácil, y a mí eso me está prendiendo a mil.

Le baja los calzones y empieza a besarle los muslos, haciéndola gemir en voz baja mientras la incita. Noto cómo se me acumula la saliva en la boca mientras miro a mi novio besarle la vulva. Le rodea el clítoris con la lengua y le mete la mano entre las piernas, le introduce dos dedos. Ella se queda sin aliento al sentir el placer inmediato de sus movimientos rítmicos en su interior.

Estoy tan excitada que no puedo más; estiro el brazo hacia el cajón de mi mesita de noche y saco un vibrador pequeño. Aparto mis calzones y me coloco el vibrador entre las piernas. Mi cuerpo es un torbellino de deseo, lujuria y placer. Mi novio me mira.

—¿Qué quieres que le haga ahora? —pregunta. No es que le falten ideas, es que sabe que me encanta dar órdenes.

—Tócale los senos —digo.

Le sube las manos con decisión por la cintura y hasta los senos y los agarra, acariciando con los dedos sus pezones duros de una forma que está claro que a ella le gusta, porque traga saliva, lo agarra de los hombros y hunde los dedos en ellos. Entonces lo empuja, lo tumba en la cama y se le sienta encima. Le desabrocha el botón con rapidez y le saca el pene erecto de los calzoncillos. Ver cómo se le abren los ojos al verle el pene a mi novio hace que me tiemble el clítoris, y en ese momento me acerco todavía más el vibrador. Aguanto la respiración mientras espero con ansias a que la penetre.

—Uf, qué grande lo tienes —dice, con los ojos brillantes. Se aparta para poder inclinarse y metérselo en la boca. No puedo evitar gemir en voz baja mientras ella se lo chupa, metiéndoselo entero en la garganta.

Mi novio estira la mano hacia mí, invitándome a que me acerque. Gateo hasta él y le doy un apasionado beso bocabajo mientras él me gime en la boca. La miro a ella, y el hecho de estar besándolo mientras ella tiene su pene en la boca hace que quiera gritar de placer.

Dejo de besarlo de pronto porque quiero que sigan con lo suyo los dos solos. Como si me hubiera oído, ella deja de comérselo, se levanta y rodea la cama para ponerse a mi lado, con la cabeza en la almohada, mirándome. Me fijo en cómo se le juntan los senos junto al brazo y cómo su postura le acentúa la cadera, el trasero y la cintura todavía más. Mi novio, confundido, se sienta en la cama.

—Ponte detrás de mí —le dice—. Quiero hacerlo así.

Antes de hacer lo que le pidió, abre el cajón de la mesilla y saca un condón, abre el paquete en un segundo y lo desliza por la curva de su pene. Se coloca detrás de ella, le aparta la melena y le acaricia el brazo con suavidad. Los dos me miran directamente a los ojos mientras él la penetra.

—Carajo —dice ella con un gemido cuando lo nota dentro, con los ojos aún clavados en los míos.

Sé lo que está sintiendo, lo increíble que debe de ser la sensación, lo que hace que mirarlos sea aún más orgásmico. Miro a mi novio: la tiene del culo, con los ojos cerrados, y se muerde el labio. Hago círculos con el vibrador alrededor de mi clítoris, y aplico presión siguiendo el ritmo. Pongo los ojos en blanco mientras me lleva casi al límite, pero no me dejo terminar porque lo que más me está excitando es ver cómo se mueven juntos, la destreza de mi novio y la forma en que los senos de ella se abren bajo las manos de él, y todo al son de los gemidos de ambos y en el envolvente olor a sexo. No puedo dejar de mirar lo bueno que está mientras coge, porque nunca lo había visto desde este ángulo. La forma en que se le tensan los músculos del brazo y del vientre mientras su pene no deja de salir de ella para volver a entrar. Veo que ya no le queda nada para venirse y cómo le cambia la cara al concentrarse, esa expresión que conozco tan bien. Abre los ojos y me mira mientras la penetra una y otra vez, provocando gritos de placer en ella. Muevo el vibrador de forma más enérgica y me llevo al orgasmo. **Ver cómo mi novio eyacula, palpitando en su interior, y oírla a ella gemir hace que llegue al clímax en cuestión de segundos. Me retuerzo en la cama, con los ojos todavía puestos en ellos, en mi novio y en ella.**

Nos quedamos tumbados, jadeando. Ella estira el brazo hacia mí y yo me acerco, tumbándome contra su cuerpo desnudo, sintiendo la calidez de sus partes íntimas contra mí y la humedad de su vagina contra mi pierna. Desde detrás de ella, mi novio extiende el brazo y me acaricia la cara. ¿Habrá algo que logre superar lo de hoy?

Qué hacer cuando
la cosa «no funciona»

A veces no sentimos nada al masturbarnos. La razón suele ser que no tenemos la cabeza donde hay que tenerla o que hemos ignorado demasiado lo que nos prende y lo que nos quita las ganas (véase la página 24). Pero también hay veces que lo que estamos haciendo no nos está llevando a ningún sitio, o que estamos muy cerca, pero no logramos terminar. Eso podría deberse a que buscamos demasiado el orgasmo y nos frustramos, de forma que el cuerpo se tensa, o porque no estamos lo bastante relajadas. Recuerda que la mente está conectando con el cuerpo.

Si alguna vez te pasa que te sientes frustrada y como que nada funciona, te sugiero que pruebes estas tres cosas:

1. Utiliza la técnica sencilla de la página 57, ya sea mientras te tocas o para tratar de relajarte por completo.
2. Aparta las manos de la vulva y acaricia el resto del cuerpo durante unos momentos para reiniciar la situación.
3. Masajéate el pubis. Puede que suene raro, pero escúchame un momento. A veces hace falta recontextualizar la sesión. Una de las cosas más raras que he descubierto en mi propio proceso es que si hago una respiración profunda y me masajeo el pubis con

movimientos circulares, el placer empieza a reaparecer y puedo volver a reconstruirlo. Esta técnica funciona especialmente bien si utilizas un vibrador. Con una mano, mantienes las vibraciones en el clítoris y, con la otra, te masajeas el pubis haciendo círculos. No soy científica, pero ayuda mucho a que la mente se concentre en las sensaciones de la zona pélvica y a dejar de obsesionarte. ¿Por qué no lo pruebas cuando vayas por la mitad de la meditación siguiente, incluso si la cosa está yendo bien, para que sea un poco más lento? Cuando vuelvas a tocarte, quizá te ayude a conectar con tu placer de una forma nueva.

LUJOSA LUJURIA

TIEMPO DE LECTURA
<7 MINUTOS

LA PAREJA SEXUAL ES
RICA

LISTA DE INGREDIENTES SEXIS
☐ MASTURBACIÓN
■ CLÍTORIS/DEDO
■ CUNNILINGUS
☐ FELACIÓN
☐ ESTIMULACIÓN DE PEZONES
■ PENETRACIÓN VAGINAL
☐ SEXO ANAL/ESTIMULACIÓN ANAL
☐ AZOTES
☐ JUGUETES SEXUALES
☐ ASFIXIA
☐ BDSM

Me toma de la mano. Siento la calidez de su palma contra la mía; no tiene la mano blanda, sino suave y firme.

Me bajo del elegante coche negro que mandó a recogerme, algo que no me había pasado nunca. Llevo un vestido negro con escote palabra de honor, y el frío aire nocturno me acaricia los hombros desnudos. No sé cómo, pero tenerlo cerca me agudiza los sentidos.

Entramos en el restaurante.

Al pasar, todo el mundo nos mira. ¿Cómo no? Mi chico, Eric, tiene los rasgos de un vikingo de hoy: mandíbula marcada, nariz definida y ojos brillantes pero pequeños que hacen que parezca que lo sabe todo. Lleva traje y botas; su elegante camisa le queda tirante sobre el cuerpo musculoso, y huele caro, a vainilla con notas de cedro.

Nos dan una mesa en un rincón acogedor. Coloca los codos sobre el mantel blanco, entrelaza los dedos y me mira directamente con esos ojos pequeños que me dejan paralizada. Me pregunta qué me pareció la galería —donde nos conocimos— y de pronto caemos por una trampilla que nos lleva a tener una conversación intensa sobre todo y nada a la vez. Es como un castillo con infinitas habitaciones llenas de ideas interesantes y secretos que quiero explorar; en cuanto entro en una, me muero de ganas por llegar a la siguiente. Su voz es suave y grave, y las palabras parecen rasgarla.

El mesero viene varias veces para ver si sabemos qué vamos a pedir. Al final, sin mirar la carta, Eric dice que probaremos la langosta y el caviar. Nunca he probado ni una cosa ni la otra. ¿Cuántas más cosas nuevas probaré esta noche? La comida se deshace en la boca. Bajo la mesa, me roza la pierna a propósito. Me siento como un zorro en medio de una carretera: alerta, esperando el siguiente movimiento.

El tiempo pasa volando y estoy de vuelta en el elegante coche negro, esta vez con él a mi lado. Me toma de la mano, se la acerca a la boca y la besa. El tacto de su piel, de sus labios, hace que un escalofrío me recorra el brazo y baje por la columna. Me rodea el hombro desnudo con el brazo y me acerca hacia sí. De cerca, huelo a cuero y a algo ahumado, como si acabara de salir de una novela antigua. Noto cómo le late el corazón, con un pálpito lento y estable.

Con mucha calma, me toma el mentón entre el dedo pulgar y el índice y me gira la cara para que lo mire. «Quiero lamer esa mandíbula afilada y cuadrada», pienso. Entonces se inclina y me besa, pero no es el beso dulce que esperaba, sino uno apasionado, lleno de curiosidad, con la lengua hasta el final. La mueve despacio, envuelve con ella la mía, saboreándome como yo lo saboreo a él. La mano que me había girado el mentón baja para posarse en mi cuello y se me acelera el corazón. Si antes me sentía como un zorro, ahora me siento como un conejo vulnerable bajo su sed de sangre vikinga. El beso se vuelve aún más apasionado, pero nos interrumpen. El coche se detuvo. Dejo ir un leve gemido de frustración. Él se ríe.

Estamos frente a una casa suntuosa y antigua que adquiere un tono espectral entre los grandes árboles que filtran la luz de las farolas. Eric sale apresurado del coche y veo cómo da la vuelta para abrirme la puerta. El corazón me late con fuerza. Igual que antes, me toma de la mano y salgo a la fría noche.

Abre la puerta de la casa y entramos en un recibidor iluminado con luz tenue; nuestros pasos hacen eco al pisar las baldosas. Una escalera impresionante y ancha sube junto a las enormes paredes, y el pasamanos dorado tintinea bajo la centelleante luz de una lámpara de araña que cuelga del techo. Sabía que era rico, pero esto no me lo esperaba.

Subimos las escaleras tomados de la mano, y se detiene un momento ante una gran puerta de color blanco roto. Se gira para mirarme y, con un movimiento ágil, me toma en sus brazos y abre la puerta de una patada. Mientras mis ojos se acostumbran a la penumbra, veo que estamos en una habitación moderna y sofisticada que no encaja con el estilo antiguo del resto de la casa. Me deja sobre una cama baja y de tamaño extragrande. El colchón cede bajo mi peso y noto la lujosa suavidad de sus sábanas caras; se deslizan bajo mi mano cuando intento recuperar el equilibrio. Me doy cuenta de que no hemos cruzado una sola palabra desde el restaurante, los labios y las manos se están encargando de la comunicación. El silencio que se ha instalado entre nosotros ha adquirido una energía tangible, un magnetismo palpable entre nuestros cuerpos.

De pie, empieza a desvestirse poco a poco delante de mí, desabrochándose la camisa con cuidado, botón a botón.

La deja caer al suelo, y el bulto que forma parece una obra de arte en esta habitación tan limpia.

Se desabrocha el cinturón, y el sonido metálico atraviesa el aire junto con la correa de cuero que pasa por las trabillas del pantalón, el roce de la correa contra sus manos y el golpe sordo al caer también al suelo.

Separo un poco los labios y noto cómo se me acumula la saliva alrededor de la lengua mientras lo miro. Los músculos de su torso reflejan las luces de la calle. Me muero de ganas de pasar mis manos por las sombras que crea su anatomía definida, pero él es quien manda.

Se quita los pantalones y se queda de pie, con unos calzoncillos muy ajustados que no dejan nada a la imaginación.

Se acerca y se queda delante de mí, de forma que su pene duro, que lucha contra el tejido de la ropa interior, queda a la altura de mi cara. Los nervios y la excitación de verlo entero se me acumulan en la garganta. Le bajo los calzoncillos y su pene sale disparado, listo y firme. Alzo la mirada para verle la cara, y él asiente.

Lo tomo entre mis manos, pero cuando estoy a punto de metérmelo en la boca, me agarra y me empuja para tumbarme en la cama. El cambio de planes hace que se me pare el corazón y me suba la adrenalina. Tira de mi ropa y yo lo ayudo a desnudarme hasta que lo único que queda son mis pantaletas de encaje. Me las baja con cuidado por los muslos y las pantorrillas, y caen al suelo con el sonido de un suspiro. Sus ojos exploran mi desnudez, las partes que aún no había visto, y se detiene en mis pezones y las curvas de la cadera.

Con las rodillas, me abre las piernas. Mi respiración se agita y mi vulva palpita, desesperada por que la toque.

Empieza por los pies. Cierro los ojos y me dejo llevar por el momento, por los labios que recorren mis suaves piernas y mis muslos, besándolos, lamiéndolos, mordisqueándolos. Está tan cerca y a la vez tan lejos... Se me acelera el corazón y es como si mis oídos fueran los altavoces de un bajo eléctrico. Pasa las manos por detrás y me aprieta las nalgas. Tira de ellas hacia sí y me besa intensamente en la vulva. Con la lengua me rodea el clítoris y lo succiona, repasando el interior de mis labios, hacia arriba y hacia abajo, con movimientos firmes y excitantes. Siento cómo la temperatura de mi cuerpo se eleva y me sonroja las mejillas y el pecho. Con las manos le agarro del pelo y lo mantengo sobre mí.

Introduce dos dedos en mi interior y me doy cuenta de lo mojada que estoy. Inhalo con fuerza la primera vez que me penetra. Empiezo a gemir; él también gime contra mi piel, creando una agradable vibración. Tiemblo a medida que el sonido me penetra la piel, y siento cómo un escalofrío de placer me recorre los muslos.

Estoy empezando a llegar al clímax, pero entonces para y se sienta. Bajo la mirada y veo que tiene el pene listo para entrar dentro de mí. Abre un condón y se lo pone con un movimiento ágil y elegante. Se inclina sobre mí para que nuestros genitales se toquen, para que nuestras caras se toquen; me besa con pasión y me llena la boca con su lengua. Acaricia la entrada de mi vagina húmeda con los dedos y entonces me mete el pene hasta muy adentro. Mientras me embiste, me muerde el labio, llenándose la boca con mi gemido de placer.

Con cada movimiento de su cadera, una corriente eléctrica irradia desde mi vagina y me llega a la cabeza. Busco con la mirada algo a lo que agarrarme. Hundo los dedos en su espalda y él gruñe desde las profundidades de su garganta. Le muerdo el hombro cuando me llega al punto G, y a cada instante siento que estoy perdiendo el contacto con la realidad. Me toma las manos y me las coloca sobre la cabeza, inmovilizándome, sometiéndome a su control.

Me agarra con más fuerza y sus movimientos se vuelven más controlados. La energía que corre entre nosotros nos lleva al límite del orgasmo. Lo abrazo con las piernas y él empuja para meterse muy adentro, curva la espalda para salir y luego vuelve a entrar, una y otra vez. Abro los ojos y me fijo en su preciosa cara de vikingo. Los dos estamos a punto, mirándonos a los ojos, haciendo un pacto para saltar al vacío juntos. Y entonces **llegamos al orgasmo juntos, y mis gemidos se mezclan con los suyos mientras el peso de su cuerpo húmedo y musculoso cae sobre el mío.**

Nos quedamos así, cubiertos de sudor y fluidos, abrazados. Nuestros pechos suben y bajan al ritmo de nuestra respiración mientras intentamos recuperar la normalidad. Me estruja entre sus brazos, cubriéndome la frente y la cara de besos, antes de que los dos caigamos en un sueño profundo.

Invierte en juguetes sexuales

Prueba los juguetes sexuales. Por favor, te lo ruego.

Puede que a algunas les parezca evidente, pero te sorprendería saber cuántas personas no usan ninguno de los juguetes sexuales que hay en el mercado. Muchas creen que no deberían necesitarlos, y que si los necesitan, significa que algo no estarán haciendo bien. Nada más alejado de la realidad. Imagino que algunas de las razones por las que pensamos este tipo de cosas tienen que ver con que, durante años, hemos visto a mujeres eyacular en un abrir y cerrar de ojos gracias a la penetración en el cine y la pornografía, lo que nos ha hecho pensar que ese tipo de sexo, sin juguetes, era la norma. Algunas parejas temen a los juguetes sexuales porque piensan que ya no las necesitaremos. En las clases de educación sexual nunca se nos habló del placer femenino, que es en lo que se centran muchos juguetes sexuales. A veces, la forma de promocionar los juguetes sexuales hace que parezca que son solo para las personas más aventureras, para las que tienen fetiches, para las que practican el intercambio de pareja. Sobre todo ello, solo tengo una cosa que decir: los juguetes sexuales también son para ti.

Si empiezas desde el principio, o desde un cajón de la mesita de noche vacío, tienes una gama muy amplia de juguetes a tu disposición, y no me extrañaría que te sintieras intimidada. Puede que te preguntes por dónde empezar, o qué sería lo más apropiado para ti y para tu cuerpo. Antes que nada, reflexiona acerca de las formas que ya sabes que te funcionan para darte placer. ¿Te encanta la estimulación clitoriana? De ser así, tal vez te convenga empezar con la clásica bala vibradora. Este fue el primer juguete sexual que tuve y se convirtió en el compañero perfecto para principiantes. Es pequeño, discreto, silencioso y actúa más o menos como tu dedo, si tu dedo fuera capaz de vibrar a una velocidad de infarto. Además, otra ventaja de los juguetes de este tipo es que son los que tienen un precio más razonable.

¿Te encanta la penetración? En ese caso, tal vez te interese explorar los estimuladores del punto G. Estos juguetes son insertables y algunos vienen con función de vibración. Las vibraciones pueden ser sumamente placenteras, aunque no todo el mundo las siente de la misma forma. También puedes hacerte con un maravilloso dildo de cuarzo o algo que tenga una forma más parecida a un pene; ambos te ofrecen esa sensación de «llenado», la cual puede ser ideal para ti si las vibraciones internas no son lo tuyo.

¿Te vuelve loca el sexo oral? Los genios que se dedican a inventar juguetes sexuales han creado una tecnología de succión clitoriana. Este juguete tiene forma de instrumental médico (pero en plan bien), y crea una pequeña compresión de aire alrededor de tu clítoris cuando entra en contacto con la piel. La sensación de succión sobre el clítoris imita... bueno, eso, la succión. Es increíble, créeme.

¿Disfrutas con la estimulación clitoriana y la penetración a la vez? Entonces, el vibrador de placer dual es lo que necesitas. Se trata de un vibrador insertable que viene con una parte externa que se coloca sobre el clítoris para maximizar el placer. Estos siempre me vuelven loca, y son imprescindibles en mi cajón. Y hablando de eso, por si te resulta útil ver un ejemplo de un cajón lleno de diversión, estos son mis compañeros esenciales:

- Vibrador clitoriano pequeño, para explorar la vulva y el clítoris.
- Vibrador de conejo/dual, para cuando quiero disfrutar de una sensación completa.
- Masajeador de clítoris, mi juguete favorito y el más potente para lograr una estimulación clitoriana increíble.
- Lubricante (de base de agua para utilizarlo con juguetes y condones).
- Aceite para masajearme.

Los juguetes sexuales son muy excitantes cuando hablamos de intensificar el placer. Pero, ojo: a veces te lo ponen demasiado fácil. Para sacarles todo el jugo, tómate tu tiempo, utiliza lubricante y experimenta con las funciones del juguete (en el caso de que tenga). También vale la pena probar los juguetes en distintas posiciones y lugares. Muchos juguetes son impermeables (lee siempre la etiqueta) y son el mejor aliado de un baño relajante. Por último, prueba a retirarlos justo antes de venirte para crear una experiencia más dilatada e intensa (consulta mi consejo sobre el *edging* o control del orgasmo de la página 175).

IMPORTANTE: Asegúrate de invertir en productos de calidad hechos de materiales seguros para el contacto con la piel, como la silicona de grado médico. Si no lo tienes claro, pregunta a la dependienta o al servicio de atención al cliente. Evita las gelatinas y las siliconas de caucho o de peor calidad, ya que pueden ser perjudiciales para el cuerpo y para el equilibrio del pH.

OBSERVADA

TIEMPO DE LECTURA
<7 MINUTOS

LA PAREJA SEXUAL ES
FEMENINA

LISTA DE INGREDIENTES SEXIS
- ■ MASTURBACIÓN
- ■ CLÍTORIS/DEDO
- □ CUNNILINGUS
- □ FELACIÓN
- ■ ESTIMULACIÓN DE PEZONES
- ■ PENETRACIÓN VAGINAL
- □ SEXO ANAL/ESTIMULACIÓN ANAL
- □ AZOTES
- ■ JUGUETES SEXUALES
- □ ASFIXIA
- □ BDSM

Miro por el gran ventanal de mi habitación mientras me desvisto para bañarme. No presto demasiada atención al ajetreo del callejón que está muchos pisos hacia abajo, ni a mi vecina que está sentada en su habitación, justo en frente de la mía, a unos seis metros de distancia. Es curioso que vivir en un edificio alto te permita observar con tanto detalle el interior de los edificios que tienes enfrente. Con toda seguridad, veo más a estas personas en su día a día que a mis amigos. A menudo veo a esta vecina en concreto mientras se cambia por las mañanas. No miro a propósito, pero es difícil no hacerlo. Su cuerpo me parece... seductor, y sobre todo sus senos —siempre parece tener los pezones duros— y su vello púbico, al natural.

Ya estoy desnuda, así que tomo la toalla y salgo de mi habitación en dirección al baño, sin saber que podría ser que alguien también me estuviera mirando a mí.

Vuelvo a la habitación envuelta en el dulce aroma de la crema hidratante, y de pronto noto cierta tensión en la piel; es esa sensación inexplicable de que alguien te está mirando. De forma instintiva, miro por la enorme ventana y, sorprendida, veo que mi vecina sigue en su habitación. Está sentada en la cama con las piernas cruzadas delante de su ventana. Lleva una bata de seda fina, de un color rosa pálido, y me está mirando fijamente. La adrenalina recorre mi cuerpo. Debo de haberla visto unas cien veces, pero nunca nos habíamos cruzado la mirada. Me quedo ahí, de pie, inmóvil, mirándola, incapaz de moverme. Me sonríe. Mi corazón empieza a latir con fuerza. ¿Me está saludando, o busca otra cosa?

Como si estuviera respondiendo a mi pregunta, se muerde el labio de forma seductora. Está flirteando conmigo. De pronto soy muy consciente de que estoy desnuda bajo la toalla. Me sobreviene una excitación enorme y siento palpitaciones en la vulva. Aparta los ojos de los míos y, poco a poco, los baja por la toalla, como pidiéndome que me la quite. Tengo el impulso de aceptar, de dejar que caiga al suelo y mostrarme ante ella. Puede que no sea lo que me está pidiendo. Si me estoy confundiendo, me dará tanta vergüenza que tendré que mudarme. Sus ojos vuelven a anclarse en los míos, inclina la cabeza hacia un lado y arquea las cejas. No cabe duda de que está expectante, casi impaciente. Bum, bum, bum, insiste mi vulva. Respiro hondo y exhalo con la misma intensidad.

Dejo caer la toalla.

Dirige la mirada a mis pies y me repasa las pantorrillas y los muslos, mira el hueso que me sobresale encima de la vulva, observa mi vientre y mi cintura, y se detiene en mis senos. Como algo automático, muevo las manos para cubrírmelos, sin saber muy bien qué estoy haciendo o qué hacer a continuación. Pero ahora la excitación hace que me tiemblen los labios de la vulva. Noto el peso de los senos en mis manos, blandos y suaves entre mis dedos. Las comisuras de sus labios se elevan para dibujar una sonrisa. Se me ponen los pezones duros bajo las manos.

Miro adonde sus senos siguen ocultos bajo su bata. La electricidad estática le pega la tela a la piel y veo que tiene los pezones duros. Noto cómo se me llena la boca de saliva mientras observo su cuerpo. Todas las otras veces que la he mirado lo he hecho de forma furtiva, y por primera vez tengo la oportunidad de recrearme tanto como quiera.

Descruza las piernas y deja al descubierto la cara interna de los muslos por la abertura de la bata que lleva atada de forma holgada. Quiero que se la quite, pero no lo hace. Sigue mirándome mientras me dirijo a mi cama y me siento apoyada en las almohadas, mirándola. Noto los pezones duros bajo las palmas y, siguiendo mis propios deseos, empiezo a masajearlos, disfrutando de su suavidad. Me acaricio los pezones con los dedos, pellizcando y tirando de la parte dura mientras noto su mirada sobre mi cuerpo. El hecho de que tenga la vista clavada en mi cuerpo desnudo hace que quiera actuar para ella, darle un espectáculo.

Me provoco un escalofrío de placer al trazar una línea entre mis senos y que baja hasta mi pubis. Veo cómo se inclina hacia delante. Quiere ver más.

No me detengo a cuestionarme el siguiente movimiento, ahora ya estoy metida en la situación de lleno y me dejo llevar tanto por lo que yo quiero como por lo que creo que ella quiere ver. Saco un dildo de cuarzo del cajón de la mesita, y un poco de lubricante. Sostengo el juguete para que me dé su aprobación, con la adrenalina a niveles máximos. En su cara veo una expresión de excitación. Asiente y se humedece los labios con la lengua. Me acomodo sobre las almohadas. Me pongo un poco de lubricante en la mano y la llevo hacia mi vagina, sin dejar que vea lo que quiere ver enseguida. Y entonces abro las piernas por completo y empiezo a masajearme la vagina, que ya estaba mojada, con la mano humedecida. Tomo el dildo y me acaricio con él los labios inferiores mientras me froto el clítoris con la otra mano lubricada. El placer se abre paso por mi cuerpo, es como si tuviera frío y calor a la vez.

Ella tiene la vista puesta en mi vulva, en el dildo que tengo en una mano y en el clítoris que está bajo la otra. Detengo mis movimientos y espero a que me vuelva a mirar a los ojos. Mientras le sostengo la mirada, me meto el dildo. Gimo en voz alta; me pregunto si me ha oído. Quiero que me oiga. Conforme meto y saco el dildo, con el cuarzo tocándome el punto G, su grosor me llena y me completa. Vuelve a bajar la mirada hacia mi vagina, la mira con gozo y con la boca entreabierta. Desearía meter mi pezón en esa boca, y el hecho de que no pueda hace que gima aún más fuerte. Mi placer no deja de crecer, y ahora quiero más de ella.

Me levanto de la cama y me acerco a la ventana. Apoyo una de las manos contra el cristal y con la otra juego con el dildo. Ella abre más las piernas y la tela de la bata se aparta de los muslos. Le veo la vulva y el vello rizado y oscuro; no puedo dejar de mirarlo, y apenas puedo respirar. Se mete la mano entre las piernas y se toca. El corazón me late aún más rápido ahora que ella también participa. Verla ahí, jugando conmigo, me excita mucho más de lo que había imaginado. La lujuria me arde por dentro y siento cómo se me hincha la vulva en mis propias manos. Hace una mueca de placer mientras se acaricia el clítoris; empieza poco a poco, subiendo la humedad de la vagina para lubricarla, pero ahora está acelerando. Le sigo el ritmo con el dildo, metiéndolo y sacándolo con rapidez, asegurándome de tocarme el clítoris con la muñeca cada vez. Echa la cabeza para atrás como si estuviera reprimiendo un gemido, y se le cae la bata, dejando los senos al descubierto. Oleadas de placer suben y bajan por mi cuerpo a medida que me voy acercando al orgasmo. Pero cada vez que estoy a punto me detengo; quiero seguir mirándola, quiero que nos vengamos juntas.

Durante un instante, mis ojos se apartan de ella para fijarme en el entorno: la gente camina por la calle que tenemos debajo, pendiente de sus cosas. Un hombre que lleva un perro se agacha para recoger la caca. Veo a una pareja desayunando en el piso de enfrente, el uno dándole de comer al otro de una forma adorable y empalagosa. Hay un montón de gente alrededor que, si levantara la vista, nos vería desnudas y tocándonos. La posibilidad de que alguien nos vea me está excitando; quizá se unirían a nosotras. La pareja podría ponerse a coger, y yo miraría cómo él la penetra sobre la mesa de la cocina. O tal vez un transeúnte se metería la mano en el pantalón sin que nadie se diera cuenta.

Vuelvo a posar los ojos en ella; tiene la cabeza echada para atrás y veo cómo mete y saca los dedos de su vagina, que de tan mojada le brilla. Está supersexi y sé que no le queda mucho para terminar. Pienso en cómo sería estar con ella y sentir lo mojada que está, pellizcar esos pezones tan duros; cómo sería que ella me frotara el clítoris, o mejor aún, hiciera círculos con la lengua a su alrededor. Jadeando, vuelve a mirar hacia delante y fija sus ojos en los míos. **Al ver que abre la boca para dejar salir un gemido, me meto el dildo una última vez y**

lo masajeo contra el punto G, moviendo lentamente las caderas sobre él. Me dejo llevar por un orgasmo que me hace temblar y la pierdo de vista. El placer se extiende por todo mi cuerpo mientras gimo en voz alta.

Alzo la vista y la veo respirando con dificultad, mirándome con los ojos muy abiertos, como si tampoco creyera lo que acaba de ocurrir. Nunca pensé que me excitaría tanto que me observaran. Nos miramos mientras recuperamos la respiración, aún metidas en nuestra burbuja. Y entonces cierra las piernas, se levanta y dejo de verla. Pero yo sigo con una sonrisa en la cara. ¿Qué carajo acaba de pasar?

Mientras recobro el equilibrio, miro hacia abajo: la pareja que estaba desayunando me está mirando, sonriendo, con la boca abierta.

Juega con las texturas y las sensaciones

Cuando hablamos de placer, las pequeñas cosas pueden tener grandes efectos. Las texturas y las sensaciones desempeñan un papel muy importante en lo que nos hace sentir bien, y utilizar juguetes hechos de materiales como el cristal, el metal o el cuarzo, por ejemplo, puede aportarnos mucho a la experiencia. Y es que su tacto es distinto del de los dedos, ya que son resbaladizos, fríos y duros.

Piensa también en las distintas sensaciones que podrían gustarte; jugar con distintas temperaturas, por ejemplo, puede ser una experiencia de lo más sexual. Si tienes un juguete no eléctrico, como un dildo de cristal, puedes meterlo en el refrigerador o en un tazón de agua fría unos minutos y experimentar con la sensación de frío en tus zonas sensibles. O, para conseguir el efecto contrario, puedes calentarlo en un tazón con agua templada.

Además de con los juguetes, puedes jugar con hielo y masajearte el cuerpo con cubitos (para que conste, no recomiendo colocar cubitos de hielo sobre el pene de alguien; lo probé y no acabó bien). Si te gusta más el calor, puedes comprar velas aptas para el contacto con la piel y verter la cera sobre tu cuerpo. ¿Por qué no lo pruebas cuando te prepares para una sesión de sexo en solitario leyendo la próxima historia?

IMPORTANTE: *Cabe decir que, en este caso, tendrás que usar el sentido común. No introduzcas juguetes eléctricos en agua, no metas juguetes eléctricos o de batería en el refrigerador, y no te hagas daño enfriando o calentando en exceso los juguetes.*

EL AMO

TIEMPO DE LECTURA
<7 MINUTOS

LA PAREJA SEXUAL ES
DOMINANTE

LISTA DE INGREDIENTES SEXIS
- ☐ MASTURBACIÓN
- ☑ CLÍTORIS/DEDO
- ☐ CUNNILINGUS
- ☐ FELACIÓN
- ☑ ESTIMULACIÓN DE PEZONES
- ☑ PENETRACIÓN VAGINAL
- ☑ SEXO ANAL/ESTIMULACIÓN ANAL
- ☑ AZOTES
- ☑ JUGUETES SEXUALES
- ☑ ASFIXIA
- ☑ BDSM

Sé a qué ha venido.

Está aquí porque, para ella, no hay nada más sexi en el mundo que la despoje de su ropa, pero también de todo poder. E incluso de su dignidad. Quiere sentir la excitación anticipatoria que provoca no saber lo que pasará a continuación cuando la ate, o cuando me quede en silencio detrás de ella con una fusta en la mano, o con mi erección contra sus nalgas. Ha venido porque quiere que la domine.

Pienso en lo pequeña que se ve en comparación con la cama grande en la que está sentada. Lleva una camiseta holgada y jeans y está leyendo el formulario de exención de responsabilidades, mordiéndose las uñas por los nervios o las ganas, o puede que por ambos. Lo firma y me lo entrega, dando golpecitos con el pie contra el suelo. Reviso el documento. No ha tachado nada; eso es que está abierta a todo. Lo doblo y lo meto en el cinturón de herramientas que llevo colgado de la cadera.

—Dime tus palabras de seguridad —digo.

—Ámbar para ir con cuidado —responde, tragando saliva—. Rojo para parar.

Me acerco a ella y la miro desde arriba.

—¿No olvidas algo? —le espeto con frialdad.

—Amo —se corrige con rapidez.

Le ordeno que se levante. Me pongo detrás de ella y veo que se le tensan los hombros. Me inclino y le digo al oído que no me gusta que haya venido vestida de cualquier manera, y que no quiero que se repita.

—Lo siento, amo —se traba al hablar—. No lo volveré a hacer.

Exhalo despacio, preguntándome si debo aceptar su disculpa o no. Decido aceptarla por esta vez.

Me coloco de cara a ella. Baja la mirada, como ya le enseñé que tiene que hacer. Le digo que levante los brazos. Le quito la camiseta. No lleva brasier y también la regaño por ello. Esta vez sí la castigo pellizcándole un pezón primero, y luego el otro. Aprieta los labios de dolor... y de placer.

Me arrodillo y le desabrocho los jeans: primero el botón, luego el cierre, y tiro de ellos, dejándole el culo y los muslos al descubierto, hasta que le llegan a los pies. Presiono la nariz contra sus pantaletas e inhalo y exhalo para que sienta mi aliento cálido a través del tejido. Tiembla un poco. Rebusco entre las herramientas y saco unas tijeras. Con ellas, corto las pantaletas por un lado, y cuando la superficie metálica fría entra en contacto con su piel se estremece; luego, las corto por el otro lado. Caen con suavidad al suelo. Me levanto y observo su desnudez. Le encanta que la mire; si pudiera, se quedaría aquí todo el día.

Es momento de atarla. Coloco una argolla en cada una de sus muñecas y luego en los tobillos, y un collar por lo que pueda pasar. Le digo que se ponga en cuatro, y lo hace. Engancho una cadena metálica pesada al collar y la llevo al otro extremo de la habitación, donde le digo que se levante y abra las piernas y los brazos, para poder enganchar las argollas a las cadenas de la gran cruz de madera que tengo aquí. Obedece. Respira profundamente porque le tengo dicho que tiene que hacerlo, pero también lo hace porque está excitada. Quiere que la toque.

Voy al armario del rincón y abro el cajón.

El sonido de la madera rozando contra la madera hace que se vuelva loca de expectación. Noto su mirada clavada en mí, preguntándose qué objeto voy a elegir. Me paso las bolas anales por la mano para que las vea, y luego vuelvo a dejarlas. Hoy no. Saco una fusta y finjo inspeccionarla; noto cómo cambia el peso de una rodilla a otra, muerta de ganas. Pero no. Creo que hoy escogeré esto: un látigo con tiras de cuero largas que cuelgan desde el mango.

Me coloco delante de ella. Mira el látigo con miedo. Lo paso por su cuerpo con movimientos lentos, acariciándole los pezones desnudos y el pecho. Se estremece cuando le hace cosquillas, y se muerde el labio. Entonces la azoto en el vientre, y el ruido hace eco en la sala. Gime un poco. Sigo azotándola, alternando entre el vientre y los muslos. Vuelve a gemir y cierra los ojos, echando la cabeza hacia atrás para apoyarla en la cruz y dejando la garganta al descubierto.

Suelto el látigo, y el ruido sordo que hace al golpear contra el suelo hace que abra los ojos de inmediato y se pregunte qué pasará a continuación. Estoy seguro de que es porque no quiere que la libere de la cruz. Pero no pienso hacerlo... todavía. Del cinturón de herramientas saco un bote de lubricante tamaño viaje. Me pongo un poco en la mano que tengo libre, vuelvo a guardar el bote y extiendo el lubricante por ambas manos para que resbalen la una contra la otra. Sin querer, abre la boca.

Me pongo justo delante de ella y le paso los dedos húmedos por la cara interna del muslo hasta llegar a la vulva. Cuando le rozo la entrada, toma mucho aire de golpe. Le pellizco los labios con fuerza.

—La respiración, profunda —le digo.

—Sí, amo —contesta.

Me abro paso con los dedos mojados entre los labios de su vulva hasta el clítoris, y hago círculos a ritmo lento. Se le escapan los gemidos y vuelve a abrir la boca, invitándome.

Le meto los dedos en la vagina mojada, disfrutando de cómo las paredes rugosas y calientes se contraen contra ellos, y vuelve a gemir. Saco los dedos y se los meto en la boca para acallarla. Me los lame, disfrutando de su propio sabor. Me encanta jugar así con ella: sé que quiere que repita lo que acabo de hacerle, y por eso no lo haré.

Saco un dildo anal pequeño con la base de diamante del cinturón de herramientas. Dejo que me vea lamerlo, y entonces llevo la mano hasta la entrada de su vagina y la froto antes de pasar a acariciarle el ano. Su cuerpo se abre, lista para recibirlo, y se contrae al tenerlo dentro. Suspira, llena, y me suplica que la llene todavía más.

La desato y le ordeno que vuelva a ponerse en cuatro. Gatea a mi lado mientras la llevo a la cama. Tiro de la cadena para que se suba, bocabajo. Tomo el separador y se lo coloco entre las piernas para que queden abiertas del todo y no pueda moverlas. Está increíble así, con el dildo anal de diamante metido y con la vagina tan mojada que resplandece.

Me arrodillo en el hueco que queda entre las piernas abiertas y le froto el culo con la mano. Noto cómo se tensa, esperando a que la azote. Pero no: con la otra mano, saco un vibrador pequeño. Cuando lo enciendo y empieza a vibrar, distingo una sacudida leve en su cabeza, que tiene contra las sábanas. La sorprendí. Perfecto.

Le meto la mano por debajo, le introduzco el vibrador en la vagina y la azoto en la nalga. Suelta un grito ahogado. Lo hago otra vez. Sus gemidos son cada vez más largos. Entre azote y azote le acaricio la sedosa piel, dejando que pasen unos segundos entre cada golpe para que no sepa cuándo esperar el siguiente.

A pesar de los gemidos, mantiene la respiración lenta y estable.

Estoy satisfecho con ella. No siempre le permito lo que viene a continuación. Dejo el vibrador sobre las sábanas, justo entre las piernas, para que lo sienta en la vulva. Me levanto y me desnudo, y dejo que oiga el ruido de mi camisa cayendo al suelo, del cinturón desabrochándose y del cierre que baja. Le quito el separador de las piernas y me inclino sobre ella, poniéndole el pene duro sobre el culo.

—Te has portado muy, muy bien —le digo al oído—. Y como has sido tan buena, creo que te has ganado que te coja.

Se retuerce de placer debajo de mí, esas son sus palabras mágicas.

Le doy la vuelta y ato las cadenas de la cabecera a las argollas de las muñecas para que le queden los brazos por encima de la cabeza. Le meto los dedos en la vagina otra vez para robarle la humedad y esparcirla por mi pene duro y erecto. Me inclino sobre ella, y con la mano me acaricio el pene sobre su clítoris. Entonces, con un embiste profundo, me meto dentro de ella.

—Mírame —le ordeno. Hace lo que le digo, contenta de por fin tener permiso para mirarme a la cara—. No apartes la mirada —insisto, penetrándola de nuevo.

Inclina la cabeza para hundirla entre las sábanas y cierra los ojos del placer. La agarro del mentón.

—Si vuelves a apartar la mirada, te castigaré —gruño.

Ella asiente, tratando de no sonreír. Mantiene los ojos clavados en los míos. Muevo la mano del mentón a la garganta. No aprieto, pero la dejo en el cuello para que sepa que, en cualquier momento, podría apretar.

Tira de las cadenas que le atan los brazos a la cama, noto cómo se le contraen los músculos alrededor de mi pene y sé que el dildo anal está intensificando su placer. Está a punto de venirse. Aplico más presión en la garganta para que tenga que luchar para poder seguir respirando profundamente, como le he enseñado. **Me muevo al compás, entrando y saliendo, entrando y saliendo hasta que el orgasmo la hace gritar.**

Le saco el pene de dentro y me acerco a su cabeza. Quiere recrearse en su placer, pero ella no manda aquí. Le meto el pene en la boca y, obediente, lo lame.

—¿Quién es tu amo? —le pregunto mientras le paso las manos por la melena. Saco el pene y le gotea saliva en el mentón.

—Tú —sonríe.

Le cogeré la boca otros cinco minutos y volveremos a empezar.

Exploración interna

Para muchas personas, todo lo interno tiene que ver con estimular el punto G, pero en realidad hay muchas formas de sentir placer cuando te metes algo en la vagina. Si recuerdas lo que decíamos sobre la forma del clítoris, con sus brazos y su cabeza (en la página 18), sabrás que está a ambos lados de la abertura vaginal. Eso significa que podemos sentir placer cuando introducimos algo de forma superficial y cuando la penetración es más profunda. Por eso, experimentar con la punta de un dildo de cristal, de metal o silicona y un montón de lubricante puede ser revelador. Aquí tienes algunos trucos de estimulación superficial que te animo a probar:

- Coloca la punta de un juguete de forma que quede apoyado en la entrada de la vagina.
- Balancea el juguete hacia delante y hacia atrás.
- Introdúcelo y sácalo con suavidad.
- Haz un ligero movimiento rotatorio hacia arriba cuando lo introduzcas.

Todas las opciones anteriores pueden ser formas increíbles de excitarte y aumentar el placer. Si quieres sensaciones adicionales, puedes combinarlas con la estimulación clitoriana.

Si quieres estimularte el punto G, a continuación te explico una técnica básica para encontrarlo con los dedos; puede costar bastante llegar con tus propios dedos, así que quizá prefieras utilizar un juguete. Si elevas la cadera o colocas una almohada debajo de la zona lumbar, te será más fácil encontrarlo (pon la almohada según necesites para estar lo más cómoda posible).

1. Te recomiendo que, para cualquier estimulación interna, utilices lubricante. Cúbrete los dedos con una buena cantidad.
2. Introduce los dedos y dóblalos hacia arriba con el movimiento de «ven aquí» para la penetración profunda, en la que masajeas el «techo» superior o frontal de la vagina. Es cuestión de ir probando, pero encontrar el punto G consiste en ir moviendo los dedos hasta que toques una zona placentera. Su textura suele ser un poco más rugosa que el área que la rodea.
3. Ahora que estás dentro y has encontrado la zona de placer, puedes probar distintas técnicas:

   a) Camina por ella con los dedos.
   b) Haz el gesto de «ven aquí» y presiona suavemente contra el «techo».
   c) Coloca una mano sobre la región púbica y presiona hacia abajo al tiempo que empujas hacia arriba desde dentro. Imagina que tus manos están intentando tocarse.
   d) Mueve los dedos haciendo círculos, como si estuvieras repasando la circunferencia del canal vaginal.
   e) Coloca los dedos en posición de V y métolos y sácalos.

Con cada una, prueba con distintos ritmos, presiones y posiciones.

No te desanimes si ninguna te convence. Encontrar esos ángulos tú sola es muy difícil y, en mi caso, casi nunca consigo darme placer de esta forma. No obstante, hay muchas personas con vulva a quienes les gusta la estimulación interna, y por eso vale la pena probarlo y descubrir qué te enciende por dentro.

Utilizar un juguete (véase la página 101) puede ser una forma fantástica de darte placer interno, ya que la mayoría están diseñados para llegar a la zona de placer, y si te gusta sentir vibraciones internas, pueden ser lo máximo. Una vez que lo tengas dentro, puedes moverlo para alcanzar ese sitio que tanto te excita. A mí me gusta balancear el juguete de una forma que más o menos imite el movimiento de «ven aquí» para disfrutar al máximo del placer.

Espero que se te antoje probar algo de lo que te acabo de hablar mientras lees el siguiente relato. De todas formas, si tienes claro que la exploración interna no es para ti, prueba con otro consejo.

MI DEMONIO

TIEMPO DE LECTURA
<10 MINUTOS

LA PAREJA SEXUAL ES
ATERRADORA

LISTA DE INGREDIENTES SEXIS
- ☐ MASTURBACIÓN
- ☐ CLÍTORIS/DEDO
- ☐ CUNNILINGUS
- ☐ FELACIÓN
- ☐ ESTIMULACIÓN DE PEZONES
- ■ PENETRACIÓN VAGINAL
- ☐ SEXO ANAL/ESTIMULACIÓN ANAL
- ☐ AZOTES
- ☐ JUGUETES SEXUALES
- ■ ASFIXIA
- ■ BDSM

Siento que tiene los ojos clavados en mi nuca otra vez. Me estremezco bajo un sudor frío.

Estoy en una fiesta en casa de unos amigos, bailando en la sala de estar. El bajo me vibra por todo el cuerpo. Cada vez que miro por encima del hombro, lo veo ahí, listo para engancharme con la mirada. No sé quién es, pero lleva toda la noche observándome.

Me incomoda, así que salgo de allí y voy por otra copa para distanciarme de él. En la cocina, rebusco entre el caos de botellas y vasos para encontrar el vodka y algo con lo que mezclarlo. La copa que me serví está demasiado fuerte y me arde la garganta al tragar.

Cuando alzo la vista, casi espero encontrarme al desconocido delante, pero la cocina está vacía. Debería sentirme aliviada. Un grupo de gente pasa, hablando y riendo, y salen al jardín. Debería unirme a ellos, pero estoy demasiado absorta en mis propios pensamientos. ¿Me ha decepcionado un poco no verlo ahí? Rechazo la idea: por supuesto que no, tiene un rollo rarito que no me gusta nada.

Vuelvo a la sala de estar con mi copa recién servida. Miro alrededor, a la amalgama de cabezas y cuerpos en movimiento, y no lo veo por ninguna parte. Se me hace un pequeño nudo en el estómago. Noto la ausencia de su atención. Pero, por otro lado, qué descanso, ¿no? Sí, eso, qué descanso. Vuelvo a meterme en la música, moviendo el cuerpo, seduciendo a la sala.

Y entonces es cuando lo oigo, como un susurro en el oído:

—Vete.

Siento un escalofrío. Miro a mi alrededor, con los ojos como platos. ¿Fue real o es que estoy borracha? No es que haya bebido mucho, pero oír voces es un signo claro de que no debería beber más. El corazón me late tan rápido que parece que se me va a salir del pecho. Busco a mis amigos y veo que están bailando, ajenos a todo, moviendo las caderas y restregándose con el aire.

—Vete ahora mismo.

Se me pone la piel de gallina y el corazón me palpita con la misma potencia que el bajo de la música. ¿Qué carajo me está pasando? Echo un vistazo rápido a la sala buscando una razón, algo, que me aclare lo que estoy oyendo.

Y entonces lo veo. Está esperando en el umbral de la puerta; cruzamos miradas un instante y juraría que en sus ojos vi un destello amarillo, como una llama. Se da la vuelta y se aleja en dirección a la cocina y a la puerta trasera.

—Sígueme.

Esa voz me hace cosquillas en los oídos. Siento cómo la curiosidad crece en mi interior, y casi es como si una fuerza invisible me empujara a salir de la sala, de la casa, a que lo siga. Y eso hago.

La luz estridente de la cocina me molesta a la vista mientras voy hacia la puerta. De pronto, la oscuridad del jardín parece más atractiva. Veo un destello amarillo en la fila de árboles que hay a unos quince metros de distancia. Me está llevando hacia las profundidades del bosque. Abro la puerta y salgo a la noche fría, y el aire helado contra mi piel me hace dar un respingo. Una pregunta no para de dar vueltas en mi cabeza mientras la hierba húmeda me roza los pies descalzos: ¿quién es? ¿Qué es?

Cuando llego a los árboles, miro hacia atrás. El sonido sordo de la música de la casa empieza a desaparecer bajo las ramitas que voy pisando. No llevo zapatos y me pellizcan las plantas. Noto los pinchazos del frío en la piel; mi vestido no me cubre lo suficiente como para mantenerme abrigada. Mientras avanzo entre los matorrales, me siento muy sola. Estoy rodeada de oscuridad y desde aquí ya no se ve la casa.

El viento silba de una forma salvaje, y es como si el aire a mi alrededor temblara. No estoy sola. Giro la cabeza, buscando qué es.

De pronto, no puedo respirar. Una fuerza fría me agarra la garganta desde detrás. Intento decir algo mientras me llevo las manos al cuello, tratando de librarme de esa fuerza invisible que me tiene atrapada.

—Estás completamente sola —me susurra una voz suave y seductora al oído derecho—. No tienes adónde ir —oigo ahora en el izquierdo—. No te puedes esconder. —La presión que siento en el cuello se afloja por un momento y exhalo todo el aire que puedo. La mente me da vueltas. Voy a morir, voy a morir justo aquí, en este bosque. ¿Por qué lo seguí? ¿Qué embrujo es este?

—Te he estado observando —dice la voz, agarrándome de nuevo—. Eres fascinante. Esa forma de moverte. Tu piel bajo la luz. Tu cabello, tus ojos. No eres como los demás humanos.

Noto cómo me palpita el corazón bajo su mano. Tengo la boca medio abierta, me falta el aire.

En un instante, me suelta y vuelvo a estar sola. Me doblego, intentando hablar, agarrándome la garganta, y el aire helado me atraviesa los pulmones. Lo único que oigo es a mi propio corazón, que palpita como loco.

—Te deseo. —Esta vez, la voz suena en mi cabeza, como en la fiesta—. ¿Dejarás que te haga mía?

—¿Qué eres? ¿Qué quieres de mí? —Mi voz suena rasgada, aterrada.

De pronto, ahí está, justo delante de mí. La oscuridad del bosque hace que sea imposible distinguirlo, salvo esos ojos encendidos como las llamas de una fulgurante hoguera. Las comisuras de su boca dibujan una sonrisa, dejando a la vista una dentadura afilada que brilla bajo la luz de la luna.

—Quiero que seas mía —responde.

Antes de que pueda siquiera parpadear, me empuja contra el árbol más cercano. La corteza del árbol me araña la espalda. Miro esos ardientes ojos. Su aliento helado me acaricia los labios, y una corriente de excitación me baja por la garganta y me llega a la entrepierna. Su forma ha cambiado: ya no es como el tipo de la fiesta. En lugar de uñas, tiene zarpas. El color de su piel es indescriptible. Es mucho más alto que yo.

Cierro los ojos con todas mis fuerzas, me agarro al árbol que tengo a la espalda, me digo que es una pesadilla.

Y, de pronto, el ritmo cardiaco se relaja. Me siento... tranquila, cómoda. Ya no me siento amenazada. Me siento... excitada. Esta preciosa criatura me desea. Coloca un dedo sobre mis labios, el contacto hace que se me erice la piel.

—Sé lo que quieres —dice, y su voz se derrite en mi mente. Noto una sensación agradable detrás de los ojos—. Conozco tus deseos más profundos y oscuros.

Dibuja una sonrisa feroz y sus ojos se vuelven más oscuros. Se inclina sobre mí y me besa la boca abierta. Nunca me habían besado así. Tiemblo bajo el tacto de sus fríos labios contra los míos, pero su lengua está caliente, es casi eléctrica. Su saliva es dulce y se mezcla con la mía, me baja por la garganta. Ahora que hemos empezado, le devuelvo el beso con pasión, quiero más.

Tira de mí y me da la vuelta para empujar mi cara contra el tronco del árbol. Su cuerpo se inclina sobre el mío. Noto algo contra las nalgas. Es... grande.

Sé qué quiero que pase ahora. Sin que haga nada, sin que me toque, mis pantaletas empiezan a bajarme por las piernas, hasta llegar a la tierra. Me sube el vestido para dejarme las nalgas al descubierto, y las masajea con la mano. Siento algo húmedo que me baja por la espalda. Es la saliva de su boca que me prepara para él. Es una humedad fría hasta que desaparece entre mis nalgas y me llega a la entrada. Noto que tengo la vulva muy hinchada. Siento su dureza entre mis nalgas; es distinto de los penes que he probado hasta ahora. Está frío y duro, pero noto una llama en su interior. Quiero darme la vuelta para vérselo, pero en cuanto lo intento, vuelve a empujarme la cara contra el árbol, para mantenerme en mi lugar.

Empieza a frotar la punta de su pene entre mis piernas, rozándome la entrada, desde donde nacen oleadas de placer ante lo que está a punto de ocurrir. La presión me provoca un dolor inesperado pero agradable, y me abro para recibirlo. La sorpresa me hace dar un grito ahogado. Él gruñe con ese gruñido salvaje que antes oí en el viento al meterme el resto de su enorme pene. Inhalo despacio cuando noto que algo tan grande se me mete dentro con tanta facilidad. Me embiste con fuerza y hasta el final, lo que me provoca un gemido de placer. Si su lengua es eléctrica, también lo es su pene. Hace que me vibre todo el cuerpo, y me despierta una sensación de pura euforia.

Me agarra del pelo y me mueve la cabeza hacia un lado para lamerme el cuello. Más corriente eléctrica, su saliva crepita al entrar en contacto con mi piel.

Cada roce, cada movimiento y cada respiración me inundan el cuerpo de placer mientras me coge, gozoso, desde atrás, jadeando y gruñendo como un animal. Sin poder hacer otra cosa que recibirlo mientras me tiene contra el árbol, noto que estoy toda mojada alrededor de su pene y siento cómo me chorrea por las piernas. Me araña la espalda y me corta la piel. Noto cómo mi sangre empieza a deslizarse por mi espalda. Se inclina hacia mí, lamiéndome las heridas. Cuando me toca, me escuece. Es un escozor maravilloso. Se me dispara la adrenalina al pensar que me va a doler, y, aun así, de algún modo me resulta placentero porque sé que me lamerá las heridas. Siento que me estoy sumiendo en un mundo de placer absolutamente nuevo, en un inframundo de placer.

—Voy a terminar dentro —me susurra al oído—. Te voy a hacer mía.

Sus palabras me hacen gritar de placer. Quiero que se venga dentro de mí, quiero que me llene entera, quiero ser suya. Y él lo sabe.

Los embistes se vuelven más intensos, y sus movimientos son salvajes y enérgicos. Siento cómo crece en mi interior, cada vez es más grande, y las vibraciones resuenan por todo mi cuerpo mientras me estira la piel. Ahora noto que palpita dentro de mí, como si su pene palpitara al ritmo de la música que antes estaba bailando. **De pronto siento una** calidez en mi interior que me corta la respiración, y el placer empieza a intensificarse a través de todo mi cuerpo como un fuego que se enciende. Los espasmos rebotan por todo mi ser cuando llego al punto álgido de mi placer. Nunca había tenido un orgasmo como el que estoy teniendo mientras su pene crece para adaptarse a todas las curvas de mi interior. Me ceden las piernas cuando me abraza para acercarme a él.

Su abrazo me une a su cuerpo, con su pene todavía dentro de mí.

—Eres mía.

Soy suya. Me besa la espalda, masajeándome el cuerpo, cuidándome.

Quiero darme la vuelta y besarlo, pero en cuanto el pensamiento se forma en mi mente, ha desaparecido. El peso de su cuerpo ya no me sostiene, y me fallan las piernas y caigo de rodillas. No tengo palabras. Observo mis piernas abiertas y veo un líquido azul goteándome desde dentro. Lo toco con un dedo y me lo llevo a la boca. Chispea y sabe como el propio placer. Soy suya. Pero ¿volveré a verlo?

¡Pezones!

Nuestros cuerpos tienen muchas zonas erógenas. Una de mis favoritas son los pezones, ya que contienen muchas terminaciones nerviosas y les encanta que les prestes atención. Igual que ocurre con el clítoris, los niveles de sensibilidad son variables, así que de lo que se trata es de experimentar y encontrar lo que más te gusta. Espero que lo pruebes mientras lees la historia siguiente.

¿Cómo se tocan? Puedes empezar por encima de la ropa para identificar qué tan sensibles los tienes. Prueba a acariciar la zona que rodea al pezón con movimientos circulares, a pellizcarlos y tirar de ellos, o a masajearlos y frotarlos con una superficie más grande, como la palma de la mano.

Si ves que disfrutas mucho con estas sensaciones, quizá te interese hacerte con juguetes como pinzas o succionadores. Las pinzas aprietan el pezón y la sensación es la de un gran pellizco; duele, pero a veces el dolor acentúa muchísimo el placer. Si vas a usarlas por primera vez, te recomiendo que compres un modelo que te permita regular la presión, así empezarás con un pellizco suave y podrás ir aumentando la fuerza hasta encontrar el punto que más te guste. Los succionadores son un poco distintos porque funcionan con la compresión del aire: te los colocas en el pezón y se crea un vacío que los mantiene pegados. También puedes ir variando la presión y probando ajustes.

Una de mis prácticas favoritas cuando tengo relaciones sexuales conmigo misma es utilizar un succionador de clítoris sobre los pezones. Ajústalo a la intensidad que te guste y colócalo sobre el pezón o muévelo alrededor de la areola. En serio, ¡es como si alguien te estuviera succionando el pezón! Si le añades un poco de lubricante, todavía parecerá más que es una boca.

MI PRIMERA VEZ CON UNA CHICA

TIEMPO DE LECTURA
<7 MINUTOS

LA PAREJA SEXUAL ES
SEGURA DE SÍ MISMA

LISTA DE INGREDIENTES SEXIS
☐ MASTURBACIÓN
■ CLÍTORIS/DEDO
■ CUNNILINGUS
☐ FELACIÓN
■ ESTIMULACIÓN DE PEZONES
☐ PENETRACIÓN VAGINAL
☐ SEXO ANAL/ESTIMULACIÓN ANAL
☐ AZOTES
☐ JUGUETES SEXUALES
☐ ASFIXIA
☐ BDSM

«Qué guapa es mi amiga Elba», pienso. Bebo de mi copa de vino; entra de maravilla y me da calidez en el pecho. Estamos en mi sala de estar, sentadas bastante juntas en un sillón de los que tienen los almohadones esponjosos. Las cortinas están cerradas; afuera la noche es tormentosa y los árboles se doblan según la voluntad del viento. Me está contando los detalles de la ruptura con su ex. Mientras habla, me doy cuenta de lo mucho que me gusta cómo le cae la melena sobre los hombros, lo lisa y radiante que se ve su piel a la luz de la lámpara, lo redondas que son sus mejillas y ese brillo travieso que tiene siempre en los ojos. Y esos labios. Son como los cojines del sillón: podría hundirme en ellos.

Todo esto es nuevo para mí. Hace años que nos conocemos y nunca la había visto de esta forma, ni a ella ni a ninguna otra mujer. Sí, a menudo pienso en lo guapas que son algunas, en lo dulces y elegantes que pueden ser, pero nunca se me había ocurrido pensar que podría significar algo más. Sin embargo, esta noche, mi vulva me dice que sí. Está caliente y viva, como si me creciera en las pantaletas. Estoy segura de que Elba se da cuenta de cómo la estoy mirando, no deja de tocarse el pecho y el cuello, y dirijo la mirada hacia ellos.

—Bueno, ¿y tú qué? —me pregunta, cambiando de tema y siguiendo con el dedo el borde de la copa de vino—. ¿Estás con alguien?

En otras circunstancias, esa pregunta sería de lo más inocente, pero esta noche... hay tensión en el ambiente.

—No —respondo—. Últimamente no tengo ganas, no tengo ningún interés en los hombres —añado, con la esperanza de que entienda mis intenciones.

Hace una pausa y se me queda mirando a los ojos mientras reflexiona sobre lo que acabo de decir. ¿Sabe ya lo que quiero?

—Está bien saberlo —suelta.

Me roza con su pierna desnuda. Una corriente eléctrica me recorre el cuerpo cuando me pasa la rodilla por el muslo. No la aparta. Mi vulva se estremece.

—¿Y eso? —pregunto esperanzada, sintiéndome como una adolescente que flirtea de nuevo por primera vez.

No dice nada y se inclina muy poco a poco hacia mí, dándome el tiempo y el espacio necesarios para apartarme si quiero. Me quedo donde estoy. Sus labios tocan los míos. Son más suaves de lo que jamás imaginé que podrían ser unos labios, y se derriten sobre los míos como vaselina.

—No sabía que te gustaban las chicas —dice a un escaso centímetro de mi cara.

—Yo tampoco —respondo.

Me pone la mano en una mejilla.

—¿Quieres?

Me muerdo el labio.

—Sí —digo con un suspiro—. Pero nunca he estado con una mujer. No sé qué tengo que hacer.

—Eso dicen todas —suelta con una risita.

Abro la puerta de mi habitación, que ahora está bañada por la luz de la luna. Ella me sigue y me agarra de la cintura. Se me pega a la espalda y noto la suavidad de sus senos, de su vientre y de sus muslos. Me da la vuelta y me besa. Esta vez, tengo su lengua en la boca y me encanta lo mojada que está. Es diferente de besar a un hombre, es como más pastoso y sensual, resulta liberador. Le paso las manos por el pelo y las bajo por el cuello.

—¿Qué quieres? —me dice al oído antes de lamerme el lóbulo de la oreja.

—Quiero verte. —No sé de dónde he sacado la valentía.

Tiene la mejilla pegada a la mía y noto cómo sus labios sonríen.

Da un paso atrás y se quita la camiseta. No lleva brasier, y bajo la luz tenue sus senos rebotan un poco al salir. Noto cómo se me tensan los pezones al endurecerse bajo la suave tela de algodón del brasier. En el interior de mi vagina, se me acelera el pulso. Me toma de las manos y me las coloca en su torso, subiéndolas hasta sus senos. Nunca he tocado unos senos que no fueran los míos. Los aprieto de manera suave; los suyos son muy distintos de los míos. Los noto rellenos y pesados contra mis manos. Sus pezones son como terciopelo y se endurecen de una forma muy agradable bajo mis dedos cuando los acaricio. Un pequeño gemido se escapa de sus labios.

Estoy impaciente por ver más. Bajo las manos y le desabrocho el botón de los shorts, bajo el cierre, tiro de la tela para que bajen por los muslos y caigan al suelo alfombrado.

—Ahora tú —propone.

Me desvisto y me encanta sentir el peso de su mirada sobre mi cuerpo. Voy más lejos que ella y me quito las pantaletas. Me come con los ojos.

—Eres preciosa —dice.

Se baja las pantaletas y me toma de la mano para llevarme hasta la cama. El edredón cede bajo mi cuerpo y me acaricia la piel desnuda.

Se va directamente hacia mis senos, y su cálido aliento me hace cosquillas.

Me envuelve el pezón con los labios. La succión es agradable y excitante a la vez, y noto cómo empieza a subir la temperatura. Cierro los ojos, respiro y presto atención al tacto de sus suaves manos mientras descubren mi pubis y mis senos. Este territorio sexual desconocido me ha agudizado los sentidos. Las ansias del interior de mi vagina no dejan de crecer y, de forma inconsciente, muevo la cadera hacia ella para llamarle la atención. Se da cuenta y reacciona acariciándome el pubis y bajando hasta llegar a mi vagina. Me introduce dos dedos, lo que me facilita la liberación de cierta tensión, pero para provocarme aún más no los mueve y sigue concentrándose en mis pezones, besándolos. Gimo de puro placer y frustración. Ella ríe, sabiendo perfectamente lo que quiero.

—Ahora me toca a mí —dice, sacando los dedos.

No quiero que pare, quiero que me meta la lengua en la vagina pero tengo muchas ganas de descubrir su cuerpo. Bajo por la cama para sentarme entre sus piernas. No le miro la vulva todavía, sino que le acaricio el cuerpo entero con las dos manos, apretándole los senos, rozándole la cintura, doblándole las piernas cuando llego a la rodilla para poder acariciar la suavidad de la parte de debajo del muslo. No puedo creer lo natural que está siendo todo.

Entonces sí, le miro la vulva. Nunca había visto una tan de cerca. Aunque está oscuro, veo lo suficiente como para saber que quiero probarla.

Los labios, como pétalos, están muy rosados de tanta excitación y tiene el clítoris escondido bajo unos delicados pliegues de piel. Me inclino hacia él y entonces dudo. No sé por dónde empezar.

—Rodéame el clítoris con la lengua —sugiere.

Sigo sus instrucciones. Su piel tiene un sabor dulce y salado. Mientras doy vueltas, ella deja ir un gemido de placer. La intensidad de esta noche debe de estar excitándola tanto como a mí.

—Ahora, succiona. —Hago lo que me dice.

Me encanta tenerla en la boca, y ella demuestra que le gusta empujando hacia mí, bajando las manos y agarrándome del pelo para acercarme más a ella. Noto cómo se le tensan los músculos a medida que acelero el ritmo. Pero este placer es tanto mío como suyo, y quiero más de ella. Me muero de ganas de saber cómo es su tacto, así que me abro paso con dos dedos a través de sus pliegues y se los meto en la vagina. Está más caliente y mojada de lo que imaginaba. Oírla gemir me invita a empujarlos aún más adentro, hasta tocarle el punto G, con la lengua aún en el clítoris. Noto cómo se estremecen los músculos alrededor de mis dedos y cómo empuja contra mi cara, pero antes de venirse, tira de mí y me pone a su nivel.

Desliza el muslo entre mis piernas y se frota contra mí. Estamos entrelazadas y nuestras vulvas se embisten la una a la otra. Sus movimientos me frotan el clítoris de manera frontal mientras copio sus acciones. Las dos estamos tan cerca de venirnos que noto que la temperatura empieza a apoderarse de mí cuando nos damos un beso apasionado. **Nuestros cuerpos encajan a la perfección, palpitando, moviéndose, embistiéndose hasta convertirse en uno solo, y jadeamos salvajemente en el cuello de la otra.**

Me vengo primero, y luego se viene ella, con los cuerpos y las bocas pegadas.

—Carajo —intento decir con la boca contra su hombro, pero no me sale la voz.

—¿Qué te pareció? —pregunta.

—Único... —acierto a responder, todavía intentando recuperar el aliento.

—Así que te gustan las chicas, ¿eh? —dice, sonriendo con esos preciosos labios suyos. Nos echamos a reír. La abrazo, encantada de haber probado algo nuevo.

Masajéate

Mientras lees el siguiente relato, ¿por qué no te tocas de forma sensual con algún aceite de masaje apto para uso vaginal? Un consejo: lo mejor son los lubricantes a base de aceite.

¿A quién no le gusta un buen masaje? Es fácil olvidar que podemos tocarnos de esta forma, así que aquí va un paso a paso para que te des un masaje:

1. Prepara el ambiente (pon música relajante, enciende unas velas o pon la calefacción... lo que se te antoje) y desnúdate. Y si te preocupa manchar, es tan fácil como colocarte una toalla debajo.

2. Imprégnate los dedos y las manos con una pequeña cantidad de aceite. Si tienes las manos frías, te las puedes calentar un poco antes, aunque es posible también que te guste la sensación que te provoca el frío.

3. Aplícate el aceite masajeándote la cara interna de los muslos y tócate la zona cercana a la vulva para prenderte (si quieres, puedes alargar esta etapa y empezar por los pies y los tobillos, por ejemplo, e ir subiendo por las pantorrillas y los muslos).

4. Antes de pasar a tocar la vulva, masajéate y juega con tus senos y pezones si te gustan estas sensaciones.

5. Ve masajeándote la cara interna de los muslos y acercándote a los labios externos. Todo esto ayudará a ir generando tensión y a subir la temperatura antes de llegar a las zonas de máximo placer.

6. Cuando estés lista, masajéate la zona del clítoris y por encima de los labios internos. Tómate el tiempo que quieras para explorar qué te va gustando. Si quieres, ve a las páginas 84 y 75 y utiliza las ideas que te doy para estimularte el clítoris de forma directa e indirecta.

7. Relájate, sigue tocándote y disfruta. El objetivo no es llegar al orgasmo, aunque si lo haces, ¡mejor que mejor!

MI FINAL FELIZ

TIEMPO DE LECTURA
<10 MINUTOS

LA PAREJA SEXUAL ES
DULCE

LISTA DE INGREDIENTES SEXIS
- ☐ MASTURBACIÓN
- ☑ CLÍTORIS/DEDO
- ☑ CUNNILINGUS
- ☐ FELACIÓN
- ☐ ESTIMULACIÓN DE PEZONES
- ☐ PENETRACIÓN VAGINAL
- ☐ SEXO ANAL/ESTIMULACIÓN ANAL
- ☐ AZOTES
- ☐ JUGUETES SEXUALES
- ☐ ASFIXIA
- ☐ BDSM

Giro la llave, abro la puerta y siento el alivio se estar por fin en casa. Me arrastro hacia el interior, dejo caer el bolso al suelo y me quito los zapatos de una patada, lanzándolos sobre el suelo de madera. Estoy agotada. Me duelen los pies al caminar por el suelo duro de camino a la sala de estar. Me tiro en el sillón y noto lo tensa que tengo la espalda. Me incorporo para tocarme los pies y empiezo a masajearlos con los pulgares para desprenderme de la tensión de toda la semana, aunque preferiría que me los masajeara otra persona. Hace tanto que nadie me toca de esta forma...

En la mesa de centro descansa un cupón para un masaje que me regaló mi amiga Diana por mi cumpleaños, que fue hace unos días. He tenido una semana tan frenética que ni siquiera he tenido tiempo de celebrarlo. Me dejo llevar por el impulso y marco el número del cupón, medio dormida, hasta que...

—Buenas tardes. —Su voz es aterciopelada, sensual, como un ronroneo—. Habla tu masajista. ¿Qué puedo hacer por ti?

—¡Hola! —me oigo decir emocionada, mucho más despierta que cuando tomé el teléfono para llamar—. Quería concertar un masaje. No tendrás un hueco para ahora mismo, ¿no? Sé que es muy precipitado, pero tuve una semana horrorosa y tengo un cupón de cumpleaños...

—Ah, ¿fue tu cumpleaños? —pronuncia cada palabra tan lentamente que parece que se deshacen en su boca. Aguanto la respiración, con la esperanza de que me diga que sí—. Bueno, en ese caso, claro que estoy disponible.

Le doy mis datos y, en cuanto cuelgo el teléfono, noto mariposas en el estómago. «¿Qué aspecto tendrá un hombre con una voz tan seductora como la suya?», me pregunto.

Media hora después suena el timbre; ya no tendré que esperar más para saber cómo es. Me miro al espejo antes de abrir la puerta. Estoy tan preocupada por mi propia apariencia que no me doy ni cuenta de que se me abre la boca de la sorpresa. Justo delante tengo a un hombre que parece salido de un anuncio de champú. Su pelo dibuja unas ondas preciosas y tiene toda la pinta de ser muy suave. Sin querer, empiezo a imaginarme acariciándoselo. Me sonríe con una expresión cómplice mientras me obligo a cerrar la boca.

—Soy tu regalo de cumpleaños —dice.

Se me escapa una sonrisa sin que pueda evitarlo. Nota mental: tendré que devolverle el favor a Diana con muchas botellas de vino.

Monta la camilla de masaje en la sala de estar y, cuando pasa por mi lado, deja un rastro de su olor: gel de baño de menta, limpio y fresco. Los movimientos fluidos de sus brazos desnudos bajo una camiseta blanca e impecable me tienen hipnotizada. Los músculos de sus antebrazos se tensan de una forma preciosa. Me doy cuenta de que me estoy retorciendo un mechón de pelo como una colegiala.

—Cuando quieras.

Mis ojos le repasan el cuerpo mientras me hace un gesto para que me acueste en la camilla.

Sus manos desprenden fortaleza y, al mismo tiempo, ternura. Unas ansias de lo más inapropiadas se apoderan de mí.

—Salgo un momento mientras te desvistes. Métete bajo la sábana, y en un momento vuelvo.

Me quito la ropa, la doblo y la dejo en el sillón. Qué liberador resulta estar desnuda en la sala de estar. Me digo que tengo que hacerlo más a menudo. Me pregunto si alguna vez mira mientras alguien se desnuda. La idea de que pueda estar haciéndolo me pone la piel de gallina.

Me recuesto en la camilla, debajo de la sábana, y coloco la cara en el agujero.

Llama a la puerta y oigo sus pasos avanzar por la sala de estar, acercándose. Veo sus pies descalzos delante de mí. No dice ni una sola palabra antes de retirar la sábana. La tela me hace cosquillas mientras me la coloca en la parte baja de la espalda, con las nalgas a punto de quedar al descubierto. Empieza a arderme la cara y me sonrojo al pensar en dónde tendrá la vista puesta. Cierro los ojos de manera instintiva, lo que intensifica todos los sonidos. Oigo mi respiración y el ruido del tapón de una botella al abrirse, uno de mis sonidos de ASMR favoritos; oigo cómo se echa el líquido en la palma de la mano y cómo sus manos resbalan al frotarlas para calentar el aceite. Me pongo tensa, y entonces...

Sus manos me tocan la piel por primera vez, primero en la parte superior de la espalda, cerca del cuello. La sensación irradia por todo mi cuerpo y siento vértigo, como si acabara de caer por la bajada de una montaña rusa. Sin embargo, a medida que el tacto y la presión aumentan, me voy relajando. Sus manos están a la temperatura perfecta, cálidas como si fueran a derretirse mientras me toca.

Las mueve por las curvas de mis hombros, alternando movimientos firmes con otros más suaves que podrían interpretarse como algo sexual... pero me lo estoy imaginando seguro, ¿no?

Va bajando hasta rodearme la cintura. Me muerdo el labio y gimo sin darme cuenta.

—¿Te gusta? —Su voz es tan delicada que parece que me está susurrando al oído.

Me vuelven a arder las mejillas.

—Mucho, gracias —me limito a decir, poniendo el freno.

Ríe con una carcajada amable, suave y segura de sí misma.

—Que no te dé vergüenza decirme lo que te gusta. Si te da placer, dímelo.

Aprieto los labios mientras respiro hondo. Eso sí que ha sido sexual, ¿verdad? Por alguna razón que no logro entender, levanto el pulgar como diciendo «okey». No sé cómo, pero noto que está sonriendo. Me toma de la muñeca y me coloca la mano sobre la camilla. Me pregunto si se está dando cuenta de la vergüenza que estoy pasando, o de que se me está acelerando el pulso.

Vuelvo a entrar en trance mientras sus cálidas manos resbalan por mi piel. Ahora está concentrado en la parte baja de la espalda y sus palmas están sobre los mullidos músculos que están justo encima de mis nalgas. Se detiene un momento y apoya las manos medio en la espalda desnuda, medio en mi trasero cubierto por la sábana. Se me abren los ojos y de pronto se me acelera el corazón.

—Si quieres —dice—, puedo darte un masaje de glúteos de verdad.

La propuesta hace que se me abran todavía más los ojos: ¿esto está pasando de verdad? Vuelvo a hacerle el gesto del pulgar. Esta vez me toma de la mano y vuelve a colocarla en su sitio con dulzura.

—Tus deseos son órdenes —dice, retirando la sábana hasta justo por encima de las rodillas.

El movimiento de la sábana levanta una ligera brisa que me sube por la espalda y me provoca una sensación increíble que contrasta con la temperatura de su mirada mientras me repasa las nalgas desnudas. Antes de que pueda empezar a ponerme nerviosa por haber aceptado la invitación, noto el tacto de sus manos. Las lleva hacia mis nalgas y me masajea los tejidos y los músculos. El contacto me manda un rayo de calor hacia las lumbares, y mi vulva se estremece ante la atención que está recibiendo mi cuerpo. Es una sensación increíble y dejo ir un gemido. La ternura de su tacto, la presión firme pero delicada, me llena de placer. Noto cómo se me hincha la entrepierna, desesperada por que dirija su atención más abajo. Su respiración se está volviendo más profunda y lenta, y sin querer empiezo a seguir su ritmo.

Me muero de ganas de que mueva las manos hacia donde las quiero.

—Me está gustando —digo, alentándolo.

—¿Sí?

—Sí, mucho.

Como si hubiera dicho las palabras mágicas, baja los dedos hacia la parte superior de los muslos, rodeándolos, tirando de la piel. Está a punto de generarme un placer increíble, es como si me estuviera provocando a propósito. Mi cabeza es un torbellino de deseo, de pensamientos ansiosos por que baje un poquito más y meta los dedos en un agujero que ya está más que lubricado. Me pongo a gemir de forma incontrolable y ya no me importa nada. Desde luego, sabe lo que hace.

Y justo cuando creo que estoy a punto de explotar con tanto suspenso, me abre las piernas con las manos, me separa las nalgas y noto algo muy distinto. Algo mojado y caliente se mueve por encima de mi vulva desnuda y un aliento cálido me hace cosquillas en el clítoris. Tiene los labios sobre los labios de mi vulva, y con la lengua me acaricia los pliegues. Sus manos siguen masajeándome las nalgas, acercándose cada vez más, abriéndome del todo para verme entera. Estoy en el paraíso, cierro los ojos con fuerza y siento como si estuviera soñando. ¿De verdad está pasando?

Entonces me mete los dedos, y los balancea sobre mi punto especial, acariciándome por dentro con firmeza y cuidado. Es el mejor masaje interno que me han hecho nunca. Respiro con fuerza por el placer y me agarro a la sábana como si me fuera la vida en ello mientras me libera de hasta el último ápice de estrés que tenía acumulado en el cuerpo. Su cálida lengua me está envolviendo el clítoris, haciendo círculos a su alrededor, y sus dedos resbaladizos entran y salen, entran y salen. El aire de la sala de estar parece envolverme como si fuera una manta calentita. Una corriente estática me atraviesa y transporta las sensaciones hasta lo más profundo de mi vagina. Creo que... estoy a punto de...

Como un relámpago que cae sobre la tierra, siento un placer por dentro que hace que me tiemble el cuerpo entero y los músculos hagan espasmos alrededor de sus dedos. Su lengua se mueve en espiral, los dedos me penetran con profundidad. Una corriente de energía me recorre el cuerpo mientras gimo por última vez, descargando los últimos rastros de la tensión acumulada.

Me despierto en el sillón y mis ojos tienen que ajustarse a la luz de la farola que se cuela por las cortinas. La sala de estar está en silencio. Siento como si mi cuerpo fuera gelatina en el mejor de los sentidos, y ya no me duele nada. Miro a mi alrededor... ¿qué acaba de pasar?

Veo un pedazo de papel en la mesa de centro.

Lo tomo y leo:

Te quedaste dormida durante el masaje. No quise molestar a la Bella Durmiente. Hasta la próxima. Un beso.

Posturas

Si eres de las mías, es posible que termines haciendo lo mismo una y otra vez cuando te masturbas y que no cambies la rutina para descubrir si hay otras formas de encontrar placer. Es muy fácil dejarnos llevar por lo de siempre cuando mantenemos sexo en solitario, pero aquí estamos para ponerle remedio.

Instalarnos en una rutina y en unos hábitos concretos puede hacer que nuestro cerebro relacione una posición con un cierto tipo de placer, orgasmo o experiencia. Cuando esto ocurre, puede que nos cueste disfrutar con otras posiciones y situaciones porque nos decepcionan o no nos satisfacen del todo. Por eso vale tanto la pena hacer cambios y explorar otros caminos sin que haya ninguna presión de por medio. Además, probar cosas nuevas también puede animarnos a hacer cambios en nuestra vida sexual externa. Sin olvidar que probar una postura nueva puede hacerte sentir un placer que jamás habías imaginado.

Acuérdate de que el orgasmo no tiene por qué ser el objetivo. Puedes probar una postura solo para ver cómo es la experiencia y valorar cuánto placer te da.

Aquí tienes algunas posturas que quizá quieras probar mientras te masturbas:

- De rodillas y con los talones debajo del culo. Así tendrás buen acceso tanto a la parte delantera como a la trasera.
- Acostada de espaldas, con una almohada bajo la cadera para levantar la pelvis. Genial si quieres encontrar esa zona de placer interno.
- En cuatro, usando una mano para tocarte.
- De pie, con una pierna levantada y apoyada en un mueble, como la cama o una silla.
- Acostada bocabajo, con la mano o un vibrador entre las piernas.

Además de probar distintas posturas, tal vez quieras cambiar de lugar y probar en el sillón, o dándote un baño... ¡descárgate el audiolibro y escúchalo mientras juegas contigo misma! P. D.: Si encuentras una posición nueva que es una maravilla, escríbeme por Instagram porque necesito que me la expliques.

EL *SHERIFF* Y LA BANDIDA

TIEMPO DE LECTURA
<10 MINUTOS

LA PAREJA SEXUAL ES
OBEDIENTE

LISTA DE INGREDIENTES SEXIS
- ☐ MASTURBACIÓN
- ■ CLÍTORIS/DEDO
- ■ CUNNILINGUS
- ■ FELACIÓN
- ☐ ESTIMULACIÓN DE PEZONES
- ■ PENETRACIÓN VAGINAL
- ☐ SEXO ANAL/ESTIMULACIÓN ANAL
- ☐ AZOTES
- ☐ JUGUETES SEXUALES
- ☐ ASFIXIA
- ■ BDSM

Cuando entro en la taberna, las puertas batientes se mueven de un lado a otro y la brisa que se levanta me despeina el pelo. El olor a licor y a hombre sudado es como una bofetada, pero te acabas acostumbrando a él cuando eres una de las únicas bandidas del Lejano Oeste.

Acabo de llegar, pero esta taberna parece tan buen sitio como cualquier otro. Alguien toca una canción al piano, mi cara no me mira desde un cartel de «SE BUSCA» y nadie me ha echado. No todos los dueños permiten la entrada de mujeres a sus selectos establecimientos, aunque tampoco soy de las que se detienen por una pequeñez como las reglas.

Me dirijo a un taburete que lleva mi nombre, me quito mi objeto más preciado —un sombrero de piel de toro— y lo coloco sobre la barra. Le pido un *whisky* solo al mesero y me doy la vuelta encima del taburete, apoyando los brazos en la barra para echar un ojo al local. Algo me llama la atención: un objeto reluciente que sobresale del bolsillo de un viejo polvoriento. Sea lo que sea, es de oro. No puedo dejarlo escapar.

Vuelvo a repasar la escena: todos están o bien riendo, o bien despatarrados, borrachos como cubas sobre las mesas. Camino como si nada hacia el piano, *whisky* en mano, con la excusa de mirar las partituras musicales que descansan encima. En el camino de vuelta, me inclino y me robo el reloj de oro.

En cuanto recoja mi sombrero, me largo. Me lo coloco y miro el reloj de oro que me pesa en la palma de la mano. Buena cosecha.

Entonces, una mano enorme y fuerte me agarra la muñeca.

—Señorita, creo que eso no es suyo —me dice una voz aterciopelada muy cerca del oído.

Antes de alzar la vista para verle la cara, me doy cuenta de lo que lleva en la solapa: una lustrosa estrella. Es el *sheriff* de la ciudad. Mierda.

Mi madre solía decirme que soy como un gato porque siempre caigo de pie. Y por cómo le palpita de forma nerviosa la nuez en la garganta al tragar saliva y por cómo me tiene agarrada la muñeca, con firmeza pero sin hacerme daño, creo que lo mejor para caer de pie esta vez es que le haga ojitos.

—Oh, *sheriff*, qué bien que esté usted aquí —digo, melodramáticamente—. Me acabo de encontrar esto en el suelo y estaba buscando a un hombre fuerte y decente a quien entregárselo.

Me suelto de su mano, se la giro para que quede palma arriba y coloco en ella el reloj de oro. Le cierro el puño y le acaricio los dedos por lo que pueda servir. Lo miro a los ojos para ver si funcionó. Reconozco que esto no me lo esperaba: tiene los ojos de un precioso marrón claro que, bajo la luz de las lámparas, adquiere un tono rojizo, como el buen cuero.

Pero resulta que dejar que me vea la cara es un error.

—Ya decía yo que te había reconocido —dice con perspicacia, entrecerrando esos bonitos ojos marrones. Con la mano en la que no tiene el reloj, saca un cartel de «SE BUSCA» y lo deja con un golpe sobre la barra.

No sé quién dibujó mi cara, pero tiene talento.

Intento decirle que se lo puedo explicar, pero de inmediato saca las esposas y me detiene contra la barra, con las manos a mi espalda. Intento resistirme, pero no sirve de nada: esas manos enormes son la continuación de unos brazos fornidos, y antes de darme cuenta, tira de mí hacia la salida y me arrastra hacia la cárcel del otro lado de la calle, el camino iluminado por el brillo de la luna.

He estado en celdas peores, pienso mientras me lanza hacia la única que hay. No hay ningún borracho roncando alrededor. Espero a que el *sheriff* me diga que es tarde y que mañana verá qué hace conmigo para poder empezar a pensar en cómo me voy a escapar. Pero enciende una lámpara, se acomoda en una silla junto a los barrotes de la celda y se cubre la cara con el sombrero como si estuviera listo para dormirse.

—¿No le espera ninguna buena dama en casa? —pregunto.

—Tu reputación te precede, señorita. No pienso darte ni la más mínima oportunidad de escaparte. No te voy a quitar los ojos de encima.

—Para eso tendrá que quitarse el sombrero —bromeo.

El sombrero solo le cubre los ojos. Alcanzo a verle la boca por debajo del ala, y veo que sonríe. Una bonita sonrisa a juego con esos bonitos ojos.

Me apoyo contra la pared de madera, con las manos todavía atadas detrás de la espalda, y me pregunto si esta vez no tengo nada que hacer. Entonces se me ocurre una idea.

Es una noche fría y en el rincón opuesto de la pequeña cárcel hay una manta. Fingiendo temblar, le pregunto si tendría la amabilidad de prestármela. Me mira sin fiarse de mí, pero aun así se levanta para tomarla. Bonitos ojos, bonita sonrisa, y ahora, bonito culo. «Deja de fijarte en él y concéntrate», pienso.

Me da la manta entre los barrotes. Me doy la vuelta para recordarle que estoy esposada.

—Tendrá que ponérmela —le digo.

No se queja; le gusta tenerme cerca, estoy convencida. No dejo de darle la espalda mientras abre la puerta de la celda para poder colocarme la manta sobre los hombros. Por suerte, mis manos están en la posición ideal. Cuando está lo bastante cerca, le acaricio la ingle. Noto el bulto de su verga bajo el pantalón. Se detiene un segundo y luego me pone la mano en el hombro y me da la vuelta de forma violenta. Está intentando parecer enojado, pero sus ojos de color marrón-rojizo delatan su deseo. Eres mío.

No tengo la paciencia necesaria para esperar a que decida qué pasará a continuación, así que, como buena bandida que soy, tomo la iniciativa. Le planto los labios en la cálida boca y le meto la lengua; sabe a tabaco y a *whisky*. Me aparta de un empujón.

—No sirve de nada fingir que no quieres —digo con calma. Me lamo los labios—. Si me quitas las esposas, a cambio seré toda tuya.

Me doy la vuelta despacio para que vuelva a tener mis manos atadas a la vista. Espero. Cinco. Cuatro. Tres. Dos...

Lo tengo justo detrás. Siento su aliento en mi cuello, sus manos rozándome la piel mientras me quita las esposas. Me giro. Miro hacia la puerta de la celda. Lo inteligente sería salir corriendo en este instante, cerrar la puerta detrás de mí y desaparecer en la oscuridad. Pero esos ojos... Esos ojos me miran con más lujuria que la de todos los clientes del burdel juntos.

Acaricio la barba de dos días que le cubre la mandíbula y vuelvo a besarlo. Es como si hubiera cargado un cañón: de pronto, nuestros rostros se funden en uno y sus manos, inquietas, me tocan por todas partes. Empiezo a desabrocharle la camisa y él hace lo mismo conmigo, pero no acaba de apañárselas con mis cinturones y hebillas. Creo que llegó la hora de controlar a este *sheriff*.

Lo empujo con una fuerza que lo hace recular unos cuantos pasos.

Su expresión es de asombro y excitación al mismo tiempo.

—Desnúdate, le ordeno.

Ahí está esa sonrisa otra vez. Empieza a pelearse con su propia ropa. Las botas, luego el cinturón, tirando del cuero para pasarlo despacio por las trabillas de los jeans. Cae al suelo con un ruido sordo. Se me humedece la boca al verlo quitarse los pantalones. Según se va sacando cada prenda de ropa, esta cae sobre el suelo de madera. Hasta que acaba ahí sentado, desnudo delante de mí, con la verga dura y saludándome. De pie, mirándome, esperando.

Yo también me desnudo, desabrochando todos mis cinturones: el de las pistolas y el de los zahones. Me observa como si nunca hubiera visto el cuerpo desnudo de una mujer. Su mirada, combinada con el frío del aire nocturno, hace que todas mis sensaciones se intensifiquen. Noto una punzada en los pezones mientras se endurecen y una intensa calidez en mi vulva.

Decido tomarme la justicia por mi mano. Me agacho y recojo el cinturón que dejó caer. Entonces tiro de su brazo con violencia y lo llevo hacia los barrotes, le agarro las muñecas para colocarlas juntas contra una de las barras y lo ato con el cinturón. Su silencio y la presencia continua de su erección me confirman que no tiene nada que objetar, aunque dice:

—Esto no es exactamente lo que tenía en mente, señorita.

—No he dicho que puedas hablar. —Le sonrío.

Salgo de la celda y veo cómo su expresión pasa a ser de miedo, pero todavía no me voy a ir a ninguna parte. Me coloco para ponerme cara a cara desde el otro lado de los barrotes. Bajo la mirada hacia sus piernas. En el capuchón se le está formando un diamante de excitación líquida que centellea bajo la luz. Le paso la mano por el cuerpo mientras me pongo de rodillas y me lo meto en la boca. Al sentir mi tacto, suelta un bufido intenso y excitado. Le beso la verga con los labios y la lengua, mientras lo sostengo con firmeza con una mano. Mi saliva resbala mientras me muevo de manera enérgica hacia arriba y hacia abajo. Lo miro y eso le da todavía más placer. Sus gemidos me excitan y me incitan, pero tiene que saber que lo de esta noche no gira solo en torno a él y a su placer. Ahora me toca a mí.

—De rodillas —le ordeno mientras me limpio la boca.

Hace lo que le digo, deslizando las muñecas y el cinturón que las tiene atadas a la barra mientras baja. Tomo la silla en la que se había sentado antes, me siento y me agarro de los barrotes. Entonces abro las piernas, con la vulva colocada entre uno de los huecos. Clava los ojos en ella: está caliente, mojada y a punto. Me resbala una gota por el muslo y la atrapo con un dedo. Me mira mientras me acerco el dedo mojado y lo acaricio con mi lengua.

—Lámelo —le digo.

Noto cómo suspira con deseo mientras mueve la lengua entre mis piernas, abriéndose paso por los labios para encontrar el clítoris. Una oleada de calor me recorre el cuerpo, y siento como si las llamas me estuvieran engullendo.

Mientras el placer crece, busco con la mirada algo a lo que agarrarme: primero son los barrotes, luego es su pelo, luego le hundo las uñas en el hombro, lo que hace que se mueva aún más rápido y entre hasta más adentro. Gemidos de placer salen de las profundidades de mi garganta y gruño como un tigre al que han sacado de su jaula. Él también gime, y sus sacudidas no hacen más que aumentar la excitación que me recorre el cuerpo.

Esto es demasiado, necesito más.

Retiro la silla y veo cómo su cara se sume en la decepción cuando cierro las piernas y me levanto, pero es que todavía no ha visto todo. Vuelvo a entrar en la celda y me coloco detrás de él, con la vulva, que de tan mojada me gotea, pegada a su espalda mientras desabrocho el cinturón. El sabor de la libertad lo excita y gira sobre sus rodillas, listo para ponerme las manos encima.

—No se toca. —Lo abofeteo juguetona. Obediente, las deja caer—. Túmbate con las manos sobre la cabeza.

Hace lo que le ordené y vuelvo a atarle las muñecas al barrote.

Ver su cuerpo dispuesto para mí, como un banquete, es espectacular. Sus potentes muslos, los abdominales y la verga dura, firme y lista para mí. Me pongo de pie sobre él, con una pierna a cada lado de la cadera, y bajo la mirada hacia sus ojos de color marrón-rojizo mientras él me repasa el cuerpo entero. Nunca había visto tanto deseo en un hombre.

—¿Quién manda aquí, *sheriff*? —Traga saliva.

—La señorita.

—Buen chico. —Y con esas me agacho y me coloco encima de él, hasta que ya no queda espacio. Se desliza hacia mi interior, llenándome entera. Mi vagina atrapa hasta el último centímetro de su verga y tiro de él para que me la meta hasta el final. Pone los ojos en blanco durante un momento, antes de volver a clavarlos en los míos. Lo agarro del cuello para no perder el equilibrio mientras empiezo a moverme hacia delante y hacia atrás. Me roza todos los puntos clave, y la punta me toca en ese punto interno que tanto placer me da. Noto cómo sube la temperatura y cómo el placer se extiende por todo mi cuerpo.

De pronto, paro y me levanto. Veo cómo la rabia le inunda los ojos mientras frunce el ceño y suelta un gruñido de frustración. Pero es un buen chico y ya aprendió que es mejor que no diga nada. Me doy la vuelta para darle la espalda y vuelvo a sentarme en su verga. El ángulo que forma contra ese punto tan especial dentro de mí es muy intenso, y sé que debe de estar disfrutando de verme el culo mientras me lo cojo; no poder tocármelo con las manos debe de tenerlo muy frustrado. Me apoyo con una mano sobre su muslo para mantener el equilibrio mientras me muevo, y con la otra me toco el clítoris. Tengo toda la entrepierna deliciosamente mojada.

—Me estoy tocando —le digo entre jadeo y jadeo—. Qué pena que tú no puedas.

Sus gemidos crecen mientras yo no dejo de moverme, y los míos también, y en cuestión de segundos los dos llegamos al éxtasis.

Me siento a su lado, con el cuerpo pegado al suyo y la vulva todavía palpitándome, atenta a cómo su respiración es cada vez más lenta. Y, como el buen chico que es, termina quedándose dormido. Es mi momento. Me visto en silencio y salgo de la celda, cerrando la puerta con mucho cuidado. Mientras estoy echando la llave, veo que el reloj de oro sobresale del bolsillo del pantalón que está tirado en el suelo. Estiro el brazo intentando no hacer ruido y lo tomo. Me largo y desaparezco en la noche.

Ojalá me vuelva a detener.

Estimulación anal

Cada vez más personas con vulva practican sexo anal, pero a muchas sigue generándoles ciertos nervios. Si tienes curiosidad, la estimulación anal en solitario puede ser una forma estupenda de empezar a explorar esta zona de placer. Vale la pena recordar que hay millones de personas que practican sexo anal, ¡y por muy buenas razones! No tiene nada de sucio y es de lo más placentero.

Antes de entrar en los juegos anales, puede que quieras preparar el terreno un poco más que con la penetración interna. El mejor momento para probar la estimulación anal es después de haber hecho una «caca fantasma», es decir, una de esas veces en las que cuando te limpias, el papel sale impoluto. Pero tampoco nos obsesionemos con que tenga que estar inmaculado; si entras por el culo, habrá mierda, y no pasa nada. Igual que tenemos flujo vaginal, existen otros fluidos corporales de los que no tenemos por qué avergonzarnos. Lo más importante es que te sientas preparada, cómoda y con ganas de explorar, y que al terminar te laves bien las manos.

Antes de introducir nada, asegúrate de haber utilizado mucho lubricante (véase la página 66). En el sexo anal, cuanto más lubricante, mejor.

Te recomiendo que empieces probando con los dedos o dildos anales pequeños y, poco a poco, te vayas atreviendo con juguetes más grandes. Asegúrate de utilizar juguetes anales que tengan una base para que no te desaparezcan dentro. No lo digo para asustarte, pero esta recomendación es muy importante, ya que a los músculos anales les encanta engullir cosas.

A veces, «solo» con penetrarte por detrás ya tienes suficiente si te estás tocando en otras partes al mismo tiempo. Pero si se te antoja experimentar con el movimiento, recuerda empezar poco a poco e ir subiendo de intensidad, asegurándote siempre de realizar prácticas seguras. Por ejemplo, quizá sea mejor comenzar con un movimiento de balanceo en lugar de meter y sacar, o sencillamente, basta con hacer una penetración un poco más profunda. Para ir aumentando de intensidad, puedes sacar el dedo o el juguete poco a poco y volver a introducirlo, y, si ves que te gusta, puedes experimentar con el ritmo y la velocidad. Y sé que ya lo dije, pero nunca está de más insistir: cuanto más lubricante uses, ¡mejor!

IMPORTANTE: Puedes comprar kits de iniciación anal que vienen con distintos tamaños para que puedas ir progresando hasta llegar a usar los más grandes. Asegúrate siempre de que tus juguetes anales tengan una base que impida que se introduzcan por completo.

CON UN DILDO ANAL Y EN PÚBLICO

TIEMPO DE LECTURA
<7 MINUTOS

LA PAREJA SEXUAL ES
TRAVIESA

LISTA DE INGREDIENTES SEXIS
- ☐ MASTURBACIÓN
- ☐ CLÍTORIS/DEDO
- ☐ CUNNILINGUS
- ☐ FELACIÓN
- ☐ ESTIMULACIÓN DE PEZONES
- ■ PENETRACIÓN VAGINAL
- ■ SEXO ANAL/ESTIMULACIÓN ANAL
- ☐ AZOTES
- ■ JUGUETES SEXUALES
- ☐ ASFIXIA
- ■ BDSM

La habitación se ilumina con la luz del celular, que vibra sobre la mesita de noche. Acabo de salir de la regadera y tengo las manos mojadas, de modo que no puedo tomar mi celular; lo dejo ahí, con la luz azul de la pantalla parpadeando. Sé que es él. La adrenalina empieza a correr por mis venas mientras espero el momento de leer su mensaje, con un aleteo en la entrepierna. Me doy cuenta de que si la mera vibración del teléfono me hace vibrar de esta forma, es que ya estoy metida hasta el fondo. Apenas llevamos unas semanas viéndonos, pero cada vez que estuvimos juntos ha sido increíble. Es lo máximo.

Me gana la curiosidad y leo el mensaje:

> Nos vemos en la estación del centro. A las 4.
> Ponte lo que te dejé la última vez que vine a tu casa. Hasta entonces, un beso.

En cuanto termino de leerlo, recibo otro:

> Ni se te ocurra no ponértelo.

Mientras se me intensifica la emoción, trato de recordar si me dejó algo de lencería la última vez. Cuando me doy cuenta de a qué se refiere, me sonrojo. No era ropa interior, sino un dildo anal. Quiere que me ponga un dildo anal y salga a la calle. ¿Por qué la mera idea ya me excita? Sé que me gusta usarlo durante el sexo, pero no me imagino caminando por ahí con él puesto. Aunque ese secreto oculto en los pantalones... suena muy excitante.

Ahí está, esperando en la estación. Se me tensan las nalgas de forma involuntaria, y todavía noto más lo que llevo puesto. Mientras me acerco a él, noto la presión en el ano y, aun así, consigo notar la punzada de placer en la vulva. Hay un montón de gente caminando por ahí, preocupada por sus cosas, ajena a nuestro secreto.

Me guiña el ojo cuando me acerco, tira de mí y me abraza, apoyándose en mi cuello.

—¿Lo traes?

Sin siquiera tocarme, su voz me envía una pequeña oleada de placer por todo el cuerpo, que se concentra en el dildo que traigo en el ano.

—Lo traigo puesto —digo, tratando de evitar sonreír antes de echarme a reír.

—Perfecto —dice—. Vamos a cenar.

Una parte de mí quiere quejarse y decir «oye, llevo media hora con esto en el ano, quiero que me cojas ya». Sin embargo, sé que la espera intensificará el placer; no saber cuándo me dará lo que quiero forma parte de la diversión.

Me toma de la mano y me lleva por la calle principal. A cada paso que damos, noto la presencia del dildo; estoy completamente llena y noto cómo me presiona la pared posterior de la vagina. Estoy pensando en cómo será en el restaurante, en si se intensificará la sensación una vez que esté sentada, si los meseros se darán cuenta cuando pase de apoyarme de una nalga a la otra, o si notarán mis suspiros cada vez que cruce las piernas. Estoy expectante. Me pone la mano en la espalda, a la altura de la cintura, y me lleva por un callejón entre una tienda de cosméticos y un restaurante. El murmullo de las conversaciones de la terraza se disipa a medida que nos adentramos en la calle desierta; veo la salida de incendios del restaurante y un par de contenedores de basura, pero aparte de un muro de ladrillos al final, no hay nada más.

—¿Adónde vamos? —pregunto.

—Cambio de planes. —Dibuja una sonrisa traviesa—. Quiero hacértelo aquí y ahora.

Repaso el callejón con la mirada. Dejamos atrás la salida de incendios del restaurante y estamos cerca de la pared de ladrillos del fondo, pero solo nos separan veinte metros de la gente que pasea de tienda en tienda.

—¿Aquí? —me muerdo el labio. La vagina me empieza a palpitar y hace que la presencia del dildo sea todavía más intensa.

—Sí —responde—. Delante de las narices de todos estos.

Me empuja contra la pared y me besa con pasión, enredando su lengua con la mía. Se me agolpa la respiración en la garganta y el corazón se me acelera a tope al darme cuenta de que sí, está pasando. Ya estoy convencida, pero aun así le digo, porque creo que se lo tengo que decir:

—¿Y si nos ve alguien?

—¿Y qué, si nos ven? —Se encoge de hombros y me sonríe con complicidad antes de abalanzarse sobre mi cuello para morderlo.

Se me corta la respiración cuando noto sus dientes clavados en mi piel y las burbujitas de dolor que se abren paso por mi interior. Todas desembocan en mi culo, donde tengo el dildo anal, intensificando el placer.

Tiro de él hacia mí, con la adrenalina por las nubes, y mientras me dejo llevar por nuestro apasionado beso con los ojos cerrados, olvido dónde estamos lo justo como para desinhibirme, pero aun así me aseguro de tener el oído puesto en el murmullo de la terraza y los pasos de las personas que caminan por la calle principal. Saber que hay gente cerca me está prendiendo al máximo.

Me pone la mano entre las piernas para tocarme, y enseguida la mueve hacia atrás para tocarlo. Notar su calidez a través de la tela de las pantaletas hace que se me tense el cuerpo. Acaricia con los dedos la base redondeada del dildo antes de presionarlo y metérmelo todavía más. Me estremezco de placer mientras me hace a un lado las pantaletas y mete los dedos entre los labios, rozándome la entrada y haciendo círculos alrededor del clítoris. Le muerdo el cuello para sofocar mis gemidos. Con ambas manos, me baja las pantaletas de forma que caigan hasta los tobillos. Entonces sus rudas manos me suben la falda del vestido, dejándome a la vista de todo el mundo.

Se baja el cierre de los jeans, pero no se los quita, sino que mete la mano por la abertura de los calzoncillos para sacarse el pene.

Miro hacia la entrada del callejón y veo que no para de pasar gente; la adrenalina que me provoca estar tan expuesta hace que la cabeza me dé vueltas. Me doy cuenta de que no solo me gusta que estén ahí, sino que quiero que alguien nos vea.

Me toma de la barbilla y me obliga a mirarlo, con los ojos clavados en los míos. Se escupe en la mano y con ella se agarra el pene y se roza con los labios de mi vulva. Me está provocando y hace que se me acelere la respiración. El corazón me late con fuerza mientras espero a que me lo meta.

—Estás tan buena que quiero que todo el mundo vea la suerte que tengo de cogerte —me dice jadeando al oído mientras dobla un poco las rodillas y me mete el pene hasta dentro.

Inhalo despacio mientras me llena entera. Él tiene la altura ideal para que esto funcione, nuestras pelvis están perfectamente alineadas, pero la sensación es distinta de la habitual porque estamos de pie y porque llevo puesto el dildo; es todo más apretado, más intenso.

—¿Notas el dildo? —me pregunta.

—Claro que lo noto —respondo como puedo.

El dildo me abre el ano e intensifica la sensación de tener su pene dentro mientras me embiste para llegar aún más adentro.

—Sabía que te gustaría —dice. Me tira del pelo para que lo mire.

Cogemos así, mirándonos a los ojos, mientras él entra y sale. Me pongo de puntitas para que el suelo pélvico lo engulla entero y la intensidad del placer me hace gemir muy fuerte. Me olvido de dónde estamos y empiezo a darme cuenta de que no duraré mucho más. Me tapa la boca con la mano y de pronto baja el ritmo, me empuja aún más contra la pared. Me mete el pene hasta muy adentro. Tiene la cara girada.

Sigo su mirada. Un mesero se quedó helado junto a la salida de incendios. Nos está mirando con los ojos muy abiertos y no se mueve. Mi corazón está a punto de explotar, y ahora que nos han descubierto estoy todavía más excitada, con la vagina todavía más apretada contra su pene. Él reacciona endureciéndose todavía más. Le rodeo el cuello con las manos y tiro hacia mí, y él sube el ritmo un poco más mientras yo no dejo de mirar al desconocido. Noto mi pulso en todo el cuerpo y aprieto las nalgas contra el dildo. Estoy llegando al clímax, él me está jadeando con fuerza contra la mejilla y el mesero no es capaz de desviar la vista de nosotros.

Se viene dentro de mí y, en cuanto termina, baja la mano y me frota el clítoris. No tiene que tocarme más de diez segundos para que me venga. Suelto un grito que me sale de dentro («¡MIER-DA!»), y justo cuando empiezo a cerrar los ojos con todas mis fuerzas para dejarme llevar, veo que el mesero entra corriendo al restaurante.

Mi chico se agacha hasta mis pantaletas, me las sube y me las pone en su lugar. Me besa en la boca. Nos reímos un poco, sin acabar de creer lo que acabamos de hacer.

—¿Cenamos? —pregunta señalando el restaurante con la cabeza.

17

Pregunta por ahí

Una de mis misiones principales en la vida es normalizar las conversaciones sobre sexo. Y no solo sobre la parte más bonita, sino también sobre los detalles que, en ocasiones, no nos atrevemos a compartir por vergüenza. Siempre me ha parecido bastante raro que cuando empecé a hablar de sexo con mis amigas, con los libros de Matemáticas abiertos en la última fila de la clase, nunca comentábamos nada sobre la masturbación. Recuerdo que llegamos lo suficientemente lejos como para preguntarnos las unas a las otras sobre condones, sobre cuáles habíamos probado (máximo placer o con estrías) y qué sentíamos con cada uno. Pero jamás se nos ocurrió hablar sobre cómo nos tocábamos, a pesar de que todas lo hacíamos al menos una vez al día (no dejábamos de estar en plena pubertad).

Por alguna razón (o bueno, por la sociedad, la religión y todo eso) ya en la vida adulta seguimos sintiendo demasiada vergüenza a la hora de hablar sobre cómo nos damos placer. Durante más de la mitad de mi vida me daba muchísimo miedo lo que pudieran pensar o decir los demás si sacaba el tema, hasta que conocí a mi mejor amiga, Reed. Cuando Reed y yo nos hicimos amigas, conectamos enseguida a través de nuestro entusiasmo por el sexo. Fue la primera persona con la que pude conversar de forma abierta sobre estos temas. Hablábamos sobre todo. Normalizamos el vello en los pezones, el flujo vaginal, los fetiches y la masturbación... y todo teniendo conversaciones en la que una podía decir: «¡Carajo, yo también!».

El poder de hablar con tus amigas es genial, ya que no solo erradica la vergüenza y cualquier inseguridad que puedas tener, sino que también puedes aprender un montón. Puede que tu amiga haya probado una técnica nueva que nunca se te había ocurrido, o haya tenido una fantasía increíble que te prenda al máximo. Sé que lo estoy diciendo como si fuera fácil, y que hablar sobre masturbación puede dar mucho miedo según en qué grupos de amigos o contextos culturales o religiosos, y que a veces no queremos que alguien a quien apreciamos se sienta incómodo. Sin embargo, estoy convencida de que conoces al menos a una persona dispuesta a hablar contigo, y, créeme, en cuanto empiecen, ya no podrán parar.

Este consejo consiste en que llames o le envíes un mensaje a una amiga y le preguntes qué hizo la última vez que se masturbó. O podrías sacar el tema hablando sobre juguetes sexuales: ¿cuáles ha probado? ¿Tiene alguna recomendación concreta? Y eso, ¿cómo se usa?

Habla un poco tú también. ¿Sabes qué sería una lástima? Que no compartieras toda la fantástica información que estás aprendiendo sobre tu propio cuerpo con este libro. Con tu testimonio honesto, puedes contribuir a normalizar las conversaciones sobre la masturbación. Si mañana una amiga te pregunta qué hiciste ayer, dile que tuviste una sesión de sexo en solitario impresionante. «Me duché y me metí en la cama y me hice el amor...».

Para demostrar las ventajas de estas conversaciones, antes de empezar a escribir este consejo le envié un mensaje a Reed para preguntarle cuándo se masturbó por última vez y cómo lo hizo. Siempre responde rápido, así que aquí va su respuesta:

Pues me di el capricho de una sesión completa
hace un par de noches. Me aseguré de que el último juguete
que me compré estuviera cargado. Fue todo
un acierto añadirlo a mi extensa colección. Es un estimulador
dual (estimulación clitoriana y del punto G),
así que lo embadurné con lubricante y decidí tomármelo con
calma. Aunque los videos porno que nunca me fallan hicieron
que acabase mucho antes de lo que había imaginado, tuve un
orgasmo muy largo e intenso que me dejó
de lo más satisfecha.

Naturalmente, lo siguiente que le pregunté es cuál es ese juguete tan increíble. Además de esta nueva información sobre artículos eróticos, su respuesta encierra algo más que para algunas puede ser un alivio: que no pasa nada por mirar porno, que si tú te vienes superrápido mientras lo miras es porque a otros también les pasa, y que la combinación de un juguete y el porno puede dar lugar a unos orgasmos que no parecen de este mundo.

Por otro lado, también puede ser que su respuesta te haga sentir un poco mojigata, como si tu rutina de masturbación no fuera lo bastante sensual. Para contrarrestar, le pregunté cómo son sus sesiones habituales. Dijo:

A menudo, cuando me masturbo, lo hago bastante tarde,
unos minutos antes de apagar la luz para irme a dormir.
No suelo poner porno, uso la imaginación y el mejor juguete
sexual que se ha inventado jamás: el masajeador de clítoris.
Llego al orgasmo clitoriano en unos 5-10 minutos,
y entonces, cubierta de sudor, lo dejo debajo de la cama
y me voy a dormir tan contenta.

Se parece mucho a lo que hago yo el 80% de las veces, lo que tiene el efecto de... Hacer que me sienta «normal». Así que anímate y pregunta por ahí. Seguro que aprenderás algo nuevo y hará que te sientas muy tranquila sobre tus rutinas masturbatorias.

Y ya que estamos, tengo una última idea, un poco loca: ¿y si te llevas este libro a tu próximo club de lectura y tienes una conversación grupal sobre la masturbación? Lo que te decía, es una locura. ¡Pero piensa en lo empoderador que puede ser!

MI PRIMERA FIESTA SEXUAL

TIEMPO DE LECTURA
>10 MINUTOS

LA PAREJA SEXUAL ES
DESCONOCIDA Y EXCITANTE

LISTA DE INGREDIENTES SEXIS
- ■ MASTURBACIÓN
- ■ CLÍTORIS/DEDO
- ■ CUNNILINGUS
- ■ FELACIÓN
- □ ESTIMULACIÓN DE PEZONES
- ■ PENETRACIÓN VAGINAL
- ■ SEXO ANAL/ESTIMULACIÓN ANAL
- □ AZOTES
- ■ JUGUETES SEXUALES
- □ ASFIXIA
- ■ BDSM

Mientras me acerco al local del polígono industrial al que me dirige la aplicación del celular, miro a las personas que están cenando en la fábrica de cervezas que hay al lado, preguntándome si tienen la más mínima idea de lo que ocurre justo delante de sus narices. Si dejaran de charlar, ¿oirían el sonido de cien personas enredadas entre ellas, de las pieles que se están acariciando o azotando, de varios orgasmos que llenan el aire al mismo tiempo? Lo cierto es que tampoco sé si es eso lo que está ocurriendo. Trago saliva y alzo la vista hacia el enorme edificio de acero sin ventanas. Es la primera fiesta sexual a la que voy.

Me envuelvo bien con el abrigo para esconder que voy ligera de ropa. Llevo medias de red negras y una tanga, con un top también de red que me deja los pezones al descubierto. A estas cosas no se viene con overol y camiseta. Si se hace, se hace bien.

Me pongo en la fila para entrar, y todos parecen estar tan emocionados y expectantes como yo. No paro de imaginarme qué me encontraré en cuanto cruce el umbral de la puerta. No me queda claro si las mariposas que me revolotean en el estómago me están provocando náuseas o nervios de los buenos.

Al llegar a la puerta, nos revisan los bolsos y las mochilas, nos explican dónde está todo y nos leen las reglas de la fiesta. Tras dar nuestro consentimiento, nos van dejando entrar. Mis ojos reciben un aluvión de estímulos desde todos los rincones. Estoy en una especie de patio al aire libre, y alrededor de la barra exterior hay una amalgama de cuerpos semidesnudos. Son como los modelos que verías en un festival de música, pero con mucha menos ropa. Veo cinturones de *bondage*, látex y tiras de cuero. Encaje, lencería y medias. Hay pechos desnudos y nalgas en movimiento por todas partes, mientras los asistentes se pasean, ríen y flirtean.

Voy hacia la pista de baile. Mis sentidos están saturados. De los altavoces suena una música altísima que pone un DJ que solo lleva unos calzoncillos minúsculos. Percibo el olor de cuerpos cálidos, el hielo picado que flota en el aire y brilla bajo los focos blancos que iluminan la pista y los cuerpos que bailan y se retuercen en ella. Es el tipo de escena que en una película se vería en cámara lenta. El ambiente me tiene absorta, todo el mundo parece sentirse extremadamente liberado.

En el aire se respira tensión sexual, es imposible no percibirla.

Me pongo a bailar, dejando que mis manos toquen mi cuerpo de una forma que no haría nunca en una discoteca normal. Una voz masculina anuncia su presencia por encima de mi hombro. Cuando me giro, el corazón me da un vuelco. Es guapísimo y lleva los pantalones más cortos que he visto en mi vida.

Se presenta y extiende la mano. Me hace gracia que nos demos un apretón de manos en una fiesta sexual. Sonrío y le estrecho la mano mientras le digo cómo me llamo.

—¿Quieres que te enseñe dónde puedes dejar el abrigo? —grita por encima de la música.

Bajo la vista: me había olvidado de que lo llevaba puesto. Asiento. Me toma de la mano, y me concentro en su tacto de un modo que no haría en otra ocasión. No es demasiado blanda ni demasiado áspera; es cálida, firme y tranquilizadora. Me lleva al guardarropa. La fila es larga, pero aquí lo oigo mejor. Nos contamos cómo fue que llegamos aquí y nos reímos al pensar qué habrían pensado nuestros vecinos si hubieran visto la ropa que llevamos puesta.

Entonces empezamos a hablar de por qué vinimos. La atmósfera cambia mientras nos contamos qué nos gusta y lo que creemos que nos gustaría si lo probáramos.

Le doy mi abrigo al encargado del guardarropa. Nos dirigimos a unos asientos y mi nuevo amigo me repasa con los ojos las piernas, apenas cubiertas por las medias de red, y el top que deja ver mis senos. Sonríe complacido.

—Estás... —dice, y sonríe todavía más. Su mirada me eriza la piel—. ¿Puedo besarte? —pregunta, acercándose.

Noto una oleada de adrenalina recorriéndome el cuerpo. Asiento. Antes me dijo que le gusta el contacto visual directo, que hace que lo sienta todo con más intensidad, así que lo miro fijamente a los ojos. Le digo que me gusta el dolor que siento cuando alguien me tira del pelo, y eso es justo lo que hace. Me inclina la cabeza de forma que mi boca queda a su merced. Se acerca y pega sus labios a los míos, y yo me muevo hacia él y le meto la lengua en la boca. De pronto me siento sumida en un trance con él. La gente que nos rodea y la música que suena desde la pista de baile desaparecen, y solo somos él y yo. Cuando se aparta, vuelvo a ser consciente de dónde estamos, y ver a dos personas que están sentadas a nuestro lado besándose con mucha pasión, con las lenguas explorando la boca del otro de una forma que no deja nada a la imaginación, me hace querer más. Me hace gracia lo abrupto que está siendo este encuentro, pero vine a seguir mis propios deseos. Y eso hago.

Le digo que aún no voy a la sala de juegos, ¿le gustaría ir? Dice que le encantaría, me toma de la mano y me lleva hacia una escalera metálica. Me deja subir primero para verme el trasero a través de las medias y la tanga. Mientras subo, exagero mis movimientos.

Estamos en un balcón que rodea toda la pista de baile.

Caminamos de la mano hacia la sala que tenemos enfrente. Nos dijeron dónde estaba al llegar, pero, de todas formas, no tiene pérdida: de la puerta sale una luz roja que baña el oscuro pasillo. Al acercarnos, el sonido de azotes y placer nos da la bienvenida y se mezcla con la música que nos siguió desde abajo. Me doy cuenta de que no estoy nerviosa. Sea lo que sea que esté a punto de pasar, quiero que pase.

Primero miro a través de las lonas de plástico que tapan la entrada y luego tiro de él para que entremos. Mis ojos se encuentran con escenas que solo he imaginado en mis fantasías más salvajes. La sala está llena de instrumental cuyo nombre desconozco. Una chica está en un banco diseñado para azotar, ya que tiene unos reposapiernas acolchados que le mantienen las piernas abiertas y el culo en la posición perfecta. Un hombre mantiene la mano alzada unos segundos, y entonces la azota con fuerza, con una cachetada que resuena por toda la sala. Hay barras para que te aten si quieres, o para que te apoyes en ellas mientras coges de pie. En el suelo hay colchonetas cubiertas de cuerpos, algunos desnudos y otros con su modelito todavía puesto. Grupitos de tres, cuatro y más personas se retuercen y emiten unos gemidos orgásmicos que suenan como la banda sonora del propio placer. En un rincón, una mujer está cacheando a un hombre, empezando por los brazos para luego recorrerle el cuerpo con las manos, muy despacio, desde los tobillos hasta los muslos, antes de que una mano desaparezca en las profundidades de entre las nalgas. Otra mujer se está cogiendo a sí misma con un dildo mientras observa a dos chicos enrollándose delante de ella. En la sala pesa el olor de aceites de masaje, lubricante, sudor y fluidos. Es arrollador y embriagador al mismo tiempo.

Veo una barra alta con unas esposas colgadas.

—Quiero que me empotres contra eso y me beses —le digo.

Dibuja una sonrisa y me dice que soy muy buena chica por pedirle eso. Los cuerpos que cogen a nuestro alrededor hacen que haga calor en la sala, pero de pronto el frío del metal duro contra la piel desnuda me atraviesa el cuerpo entero. Me empuja con las manos mientras me mira a los ojos, que brillan bajo la luz roja. La intensidad aumenta entre nosotros mientras estamos allí, mirándonos. Se me acerca y me mete la lengua en la boca.

—Quiero que te toques —me dice, apartándose.

Obedezco lamiéndome el dedo para humedecerlo y metiéndome la mano en la tanga para frotarme el clítoris.

—Buena chica —dice con los ojos clavados en los míos.

La temperatura sube por todo mi cuerpo mientras me mira. Se me acerca y vuelve a tirarme del pelo. La vulva me palpita mientras me controla. Se mete la mano en el pantalón, saca su pene erecto y empieza a acariciárselo mientras me mira a los ojos. De mi garganta sale un gemido; la cosa se está poniendo muy caliente.

Me lleva hacia un banco tipo cama en el que ya hay dos parejas cogiendo en cada extremo, gimiendo y embistiéndose. Me dice que me siente entre ellos y lo hago, y repaso con la mirada sus cuerpos, dejando que alimenten mi propio deseo. Se agarra el pene y me lo pone delante de la cara, y me tira del pelo para que vuelva a mirarlo a los ojos.

—Abre la boca —dice.

Lo hago. Se inclina y deja caer una gran gota de saliva desde su boca hacia la mía. Dejo que se deslice sobre mi lengua y noto cómo la sangre se me acumula en las mejillas.

—Buena chica —dice de nuevo.

Sus órdenes y elogios me están prendiendo más de lo que imaginaba. Quizá esto era lo que siempre había querido. Me suelta el pelo y señala su pene con un gesto. Me lo meto en la boca, abriéndola tanto como puedo para acomodar su grueso entre mis labios y dejar que su calidez se deslice por mi lengua. Noto que le gusta que lo lleve hasta el fondo de la garganta. Gime mientras le doy placer.

Entonces me empuja sobre el banco y me mira la vulva. Mis medias le molestan.

—Arráncatelas —me ordena. Lo hago, abriendo un agujero en la entrepierna para estar lista para él.

—Buena chica —dice.

Me aparta la tanga y se escupe en la mano para meterme los dedos. En cuanto lo siento dentro se me corta la respiración. Me cubre los labios con la mano mientras me masajea el punto G con los dedos. Baja la cabeza y me lame el clítoris al mismo tiempo. Todavía me gusta más cuando miro a la pareja que tengo a mi izquierda. Hay un pene que sale de una vagina con delicadeza y que luego vuelve a entrar. Y mientras los miro, mi desesperación crece.

Vuelvo a mirar hacia abajo, hacia su cabeza entre mis piernas, y le pongo una mano encima.

—Cógeme —le ordeno.

Se limpia la boca con la mano y se me acerca. Su cuerpo está espectacular bajo esa luz roja. Me besa y noto mi sabor en su boca. Hay cajas con condones por todas partes. Va por uno y se abre paso de vuelta entre un laberinto de cuerpos desnudos que se contonean, y cubre con él su erección mientras yo sigo tumbada en el banco. Me toco mientras espero, haciendo círculos alrededor del clítoris. Me aparto la tanga hacia un lado mientras él se inclina hacia mí y me mete el pene duro dentro. Respiro despacio mientras me lo va metiendo, centímetro a centímetro, hasta el final. Me palpita la vagina alrededor de su pene. Cada vez que me embiste noto una corriente eléctrica. Miro hacia abajo para ver cómo entra y cómo sale, y luego vuelvo a mirarlo a los ojos. Me tira del pelo y me aguanta la mirada.

—Tócate —dice.

Bajo la mano y dibujo círculos alrededor de la vulva, y de forma inmediata se me contraen los músculos de la vagina alrededor de su pene.

—Buena chica —suelta con un gruñido.

Mira hacia la derecha y le sigo los ojos: hay una preciosa mujer al lado a la que están cogiendo por detrás, y en la cara, pegada contra el banco, tiene una expresión eufórica. Sus gemidos se enredan con los míos.

A medida que mi placer crece, vuelvo a mirarlo a los ojos. Su pene me está tocando ese punto tan especial y noto cómo me acerco al clímax mientras no dejo de tocarme. Con cada embestida se me mete más adentro, y siento sus palpitaciones dentro de mí. **Me agarra del pelo con más fuerza y una oleada de calor me recorre el cuerpo entero. Gimo con intensidad, con las ganas suficientes como para distraer a algunas otras personas de la sala, mientras llego a un orgasmo que me tiene en un perfecto éxtasis. Esta es mi contribución a una sala llena de placer.**

—Vente, por favor —le suplico.

Sus ojos brillan ante mi petición y obedece. Gruñe con fuerza y siento cómo palpita en mi interior, dejándose ir por completo.

Se deja caer sobre mí y sonrío sobre su hombro.

Me acaban de coger en una fiesta sexual, entre un montón de gente. ¡Qué vida la mía!

Ahora solo me queda descubrir qué más me depara esta noche...

Edging o control del orgasmo

¿Sabes qué da más placer que un orgasmo? Un orgasmo que retuviste varias veces. ¿Por qué no usas el siguiente relato para probarlo?

Es posible que el *edging*, o el control del orgasmo, ya forme parte de tu rutina habitual en el sexo con pareja, pero también puede tener unos resultados increíbles durante el sexo en solitario y la masturbación. El *edging* consiste en detener la estimulación cuando empiezas a acercarte al orgasmo, pero justo antes de cruzar la línea. Es una forma fantástica de darte placer y prolongar la experiencia. Te puedes negar el orgasmo tantas veces como quieras, y cuando estés lista para llegar hasta el final, el placer suele ser mucho mayor de lo que habría sido en primera instancia.

Te sugiero que, cuando lo pruebes, presiones con las manos ahuecadas firmemente sobre la vulva justo antes de que estés a punto de llegar al orgasmo: no apartes las manos y ya, porque detener la sensación por completo puede resultar bastante intenso. De ti depende cuántas veces quieras negarte el orgasmo, pero si estás iniciándote, empieza con un par y luego eyacula a la tercera para evitar que llegues a frustrarte.

Por cierto, algunos vibradores tienen modos similares al *edging*, en el sentido de que van acelerando la velocidad y la vibración y, cuando llegan a cierto punto, vuelven al punto de inicio.

IMPORTANTE: Es posible que necesites algo de práctica hasta llegar a dominar los tiempos del control del orgasmo o edging. *No te agobies si no consigues venirte o si tienes un orgasmo pequeño; lo importante es que disfrutes de la experiencia y no te presiones para venirte.*

YO, LA ESPÍA

TIEMPO DE LECTURA
> 10 MINUTOS

LA PAREJA SEXUAL ES
COMBATIVA

LISTA DE INGREDIENTES SEXIS
- ☐ MASTURBACIÓN
- ☐ CLÍTORIS/DEDO
- ☑ CUNNILINGUS
- ☑ FELACIÓN
- ☐ ESTIMULACIÓN DE PEZONES
- ☑ PENETRACIÓN VAGINAL
- ☐ SEXO ANAL/ESTIMULACIÓN ANAL
- ☐ AZOTES
- ☐ JUGUETES SEXUALES
- ☑ ASFIXIA
- ☐ BDSM

Aparto el ojo del telescopio con trípode porque se me está durmiendo la pierna y necesito moverla. Estar tumbada en un tejado de concreto nunca es agradable, pero si encima estás en Moscú y es marzo, te hielas hasta los huesos. Llevo ropa térmica bajo mi uniforme gris (para camuflarme lo mejor que pueda en este edificio de oficinas abandonado), pero no importa cuántas capas te hayas puesto: si no te mueves, tendrás frío. «No entiendo por qué no regresa a Panamá», pienso. Allí, seguirlo era una delicia.

Vuelvo a pegar el ojo al telescopio. Enfoca hacia siete pisos más abajo, donde se encuentra la elegante cafetería del otro lado de la calle que siempre frecuenta cuando está en la ciudad (primer error de novato: seguir una rutina). Lo veo removiendo el café con una mano, y con la otra pasa las páginas del periódico. Estoy hablando de un abogado ruso de alto nivel que trabaja para un oligarca que comercia con armas ilegales. Hace años que se convirtió en agente doble y colabora con nosotros, pero ahora tenemos razones para creer que esconde información importante y que puede estar utilizando su posición para actuar como infiltrado. Mi misión es conseguir pruebas en un sentido u otro.

Se le acerca un mesero para preguntarle si quiere comer algo. Ya sé que le dirá que no: nunca come antes del mediodía. Observar a alguien tan de cerca te permite aprender cosas sobre cómo es. Por ejemplo, sé que le gusta el *jazz*, que se plancha sus propias camisas en lugar de enviarlas a algún sitio, y que no le cuesta ligar con hombres o mujeres en bares, pero que nunca se los lleva a casa, solo a hoteles, donde le gusta cogérselos contra las ventanas. Anoche mismo estuvo en el Four Seasons de la Plaza Roja cogiéndose con ganas a una rubia mientras miraba al Kremlin. Le debe de gustar admirar las vistas.

Se termina el café y deja unas monedas sobre la mesa antes de ponerse los guantes y el abrigo. Mientras sale de la cafetería y baja por la calle, me sorprende que no necesite abrocharse el abrigo, pero dejo mis ojos entrenados en la mesa. Dejó el periódico. Eso no es muy propio de él, y me pregunto si habrá algo dentro para que venga alguien a recogerlo. Espero a ver si viene alguien, pero no. Me muerdo el labio mientras pienso. La cafetería está al otro lado de la calle y los meseros son lentos. Podría darme tiempo de ir y comprobarlo por mí misma.

Como un rayo, desmonto el telescopio, lo guardo en mi mochila y me dirijo hacia las escaleras. La puerta de metal oxidado hace ruido cuando la abro. Cuando empiezo a bajar, siento un escalofrío. Noto una presión invisible en la nuca que me hace pensar que puede haber alguien cerca. Me detengo, con todos los sentidos alerta, agudizando el oído para ver si alcanzo a oír algo. Pero no veo ni oigo nada y tengo que ir a la cafetería, así que vuelvo a ponerme en marcha.

Moverme fue un error. Antes de poder dar un segundo paso, alguien que salió de entre las sombras me empujó contra la pared. Un antebrazo me presiona la garganta, casi cortándome el suministro de oxígeno e inmovilizándome. No lo puedo creer. Es él.

—¿Por qué me sigues? —grita con un marcado acento ruso.

Mierda. Trago saliva y me devano los sesos intentando inventarme una historia que me sirva de coartada.

Me agarra de la mandíbula con la mano enfundada en un guante de cuero. Me resulta extraño verlo tan de cerca, siempre hago *zoom* desde la distancia.

Sus ojos irradian frialdad, pero aun así son muy penetrantes. Me aprieta las mejillas.

—¿Por qué me sigues? —repite.

—No te estoy siguiendo —respondo, tratando de parecer asustada. No me cuesta mucho, porque lo estoy—. No sé quién eres. Trabajo para un constructor y estoy haciendo un estudio del edificio. —Toso con toda la teatralidad que puedo por la presión del brazo contra mi garganta, con la esperanza de parecerle lo bastante patética como para ser inocente.

Se ríe con ganas. De pronto me doy cuenta de que no me está hablando en ruso y se me hace un nudo en el estómago. ¿Cómo supo que no soy rusa?

—Muy buena, la historia —dice—. Pero sé muy bien quién eres, Agente Especial Clark.

Es hora de escapar. Le doy un rodillazo en los testículos que lo deja doblado y bajo corriendo por las escaleras, saltando los escalones de cuatro en cuatro y aprovechando la barandilla para avanzar más rápido. Mi corazón está a punto de explotar por el miedo y los nervios. A quién quiero engañar: lo que más me gusta de mi trabajo es la adrenalina.

Las fuertes pisadas que oigo detrás de mí me indican que me sigue de cerca. Yo soy pequeña y ágil, él es más alto y grande, así que sé que llevo ventaja. Aun así, me arriesgo a mirar hacia atrás para ver dónde está, y no veo el escalón roto que tengo delante. Me estampo contra el suelo y siento un dolor intenso en la zona del impacto.

Dos manos me arrastran hasta el siguiente rellano. Me inmoviliza los muslos con las rodillas, me agarra de las manos y me las coloca sobre el pecho para que no pueda moverme. Me resisto en vano mientras vuelve a preguntarme:

—¿Por qué me estás siguiendo? Dímelo y pensaré si te suelto.

Es evidente que ha recibido entrenamiento cuerpo a cuerpo, pero sé que en el fondo es un empresario, y que a los empresarios no les gusta que les escupan en los ojos. Hago saliva y le escupo. Me quita las manos de encima de inmediato para poder limpiarse la cara, y uso el codo que me dejó libre para clavárselo en las costillas.

Se dobla sobre sí mismo, pero, aunque intento empujarlo con las piernas, no consigo que se mueva y sigo atrapada. Pruebo otro truco. Le meto las manos dentro del abrigo y mientras las muevo noto su pecho sólido y caliente. Llego a las axilas y le hago cosquillas. Esta vez, funciona. Se echa hacia atrás y logro quitármelo de encima de un empujón. De un salto me lanzo al siguiente tramo de escalera, y la adrenalina me mueve las piernas a tal velocidad que siento que vuelo.

Entonces noto una mano que me agarra de la mochila y tira de mí.

Trato de sacar los brazos de las tiras, pero es demasiado tarde. Me volvió a atrapar. Vuelve a ponerme contra la pared, y esta vez empuja las rodillas contra mis muslos para que no pueda mover las piernas y darle en los testículos.

Tengo su cara a un centímetro de distancia y noto su cálido aliento muy cerca, y su pene, que está durísimo, contra mi cuerpo.

Bajo la mirada para comprobar que no me lo estoy imaginando. Y no.

—¿Qué?, ¿esto te excita? —digo con malicia. Lo cierto es que... a mí sí que me está prendiendo un poco. Me gusta tanto la adrenalina que siento cuando me persiguen que me doy cuenta de que mojé las pantaletas. Sigo, con la intención de humillarlo. A los hombres que tienen un ego enorme les molesta mucho—. Pensaba que solo te gusta hacerlo mientras disfrutas de las vistas.

Vuelve a reír.

—Te crees muy lista —dice, mirándome los labios, con una expresión de rabia intensa mezclada con un deseo creciente. Se inclina hacia mí y me susurra al oído—: Lo hago en la ventana para que me veas.

Sabía que lo observaba desde el principio. El miedo y el placer me recorren la columna. Forcejeo, pero ahora me doy cuenta de que no estoy intentando escapar, sino que, al luchar contra él, el contacto de su pene contra mi entrepierna se intensifica.

No puedo evitarlo: me dejo llevar por el deseo, me acerco y le beso los labios. Me devuelve el beso, metiéndome la lengua en la boca con tanta fuerza que hace que la saliva me gotee por la barbilla. Se aparta y la lame, deteniéndose para volver a mirarme a los ojos.

—Desabróchame el cinturón —me ordena.

Relaja un poco la fuerza, pero solo lo suficiente como para que mis brazos, que tengo inmovilizados a cada lado de mi cuerpo, puedan abrir la hebilla. Desabrocho el botón, bajo el cierre y empujo los pantalones para bajárselos del todo. Se aparta un poco de mí, pero me aprieta los hombros contra la pared.

—Ponte de rodillas y lámela —dice. Despacio, para no darle motivos para que le entre miedo, hago lo que dice. Ya de rodillas, le bajo los calzoncillos y su pene sale disparado. No puedo creer lo que estoy haciendo. La excitación me está matando, y me lo meto hasta la garganta con la boca húmeda. Es increíble, largo y duro, perfecto para llenarme la vagina con él.

Sigue sosteniéndome los hombros, pero en cuanto se relaja, encuentro mi oportunidad. Con las manos que ahora tengo libres, saco el cinturón de sus pantalones, lo doblo y le doy un latigazo entre las piernas para azotar sus nalgas desnudas.

Grita de dolor, lo que me da la oportunidad de empujarlo para que baje el escalón que queda hasta llegar al siguiente rellano, y cae de espaldas. Mientras está aturdido, aprovecho para bajarme los pantalones grises y las mallas térmicas para sentar mi vagina mojada sobre su pene duro. El placer de sentir cómo me llena me corta la respiración, y me balanceo sobre él, provocándome chispas de placer que hacen que se me contraigan los músculos alrededor de su pene. La fricción de su pene dentro de mí hace que me quiera derretir, quedarme aquí, subiendo y bajando para siempre. Entonces veo cómo mete la mano en el bolsillo del abrigo: ¿busca una pistola? ¿Una navaja? No puedo arriesgarme a descubrirlo. Le pongo las manos alrededor del cuello, sin dejar de cogérmelo mientras le cierro las vías respiratorias, de forma que sus manos tienen que dejar de buscar lo que tenía en mente para intentar abrirme las muñecas.

No lo consigue, pero con un impulso potentísimo me empuja y me levanta de su pene, dándome la vuelta de forma que estoy tumbada de espaldas. Me la mete hasta el fondo y grito de placer.

La saca y la mete de forma que pueda sentir la diferencia radical entre su ausencia y la plenitud. Ahora es él quien mueve las manos hacia mi garganta. La falta de aire me marea e intensifica aún más el placer de sentirlo dentro. Ni siquiera trato de apartarlo.

—Ya te estás rindiendo —dice con tono burlón entre jadeos, provocándome mientras me embiste.

Lo bueno de que me esté asfixiando es que no puede controlarme los brazos. Le rodeo la espalda con ellos y le entierro las uñas. Grita de dolor y me suelta la garganta, me empuja y se incorpora. Yo también me incorporo, pero lo empujo para que vuelva a estar tumbado. Con un movimiento ágil, subo por su cuerpo para poder sentarme con los muslos a cada lado de su cuello, con las rodillas en el frío suelo de concreto, y le planto mi deseosa vulva en la boca. Le pongo los pulgares bajo los ojos y le digo que le haré daño si hace lo que no debe. No dice nada, porque no puede. Me mira con esos fríos ojos suyos mientras mueve la lengua cálida sobre mi clítoris. Estoy decidida a venirme así, a llevarme mi placer sin que él consiga el suyo. Cada vez estoy más cerca a medida que va moviendo la lengua. Me lame los labios, se me mete dentro y vuelve a hacer círculos alrededor de mi clítoris. Gira y gira y gira hasta hacer que me estremezca de placer. **Cierro los ojos, me inclino hacia él y el placer invade mi cuerpo.**

En cuanto llego al orgasmo, sabe que estoy en mi momento más débil. Se sale de debajo de mí, se da la vuelta y me empuja para ponerme bocabajo sobre el concreto. Con la mano presionándome la espalda, me mete el pene y me coge cada vez más fuerte. Tiembla y gime con fuerza, y se viene.

Sin fuerzas, se me echa encima y durante unos instantes nos quedamos así, quietos y en silencio. Entonces trato de moverme, pero me inmoviliza.

—Aún quiero que me digas por qué me estás siguiendo —me dice al oído, tratando de recuperar el aliento.

Parece que vamos a tener que volver a empezar.

Juega con los cinco sentidos

Ya hemos hablado un poco sobre el juego sensorial con temperaturas y texturas, pero para este consejo quiero animarte a que pienses en cómo activar los cinco sentidos mientras lees el siguiente relato.

TACTO

¿Qué vas a utilizar para tocarte? ¿Las manos, un vibrador, un objeto de cristal u otros juguetes?

OÍDO

¿Qué vas a oír de fondo? ¿Este libro, quizá? Si estás leyéndolo, ¿te has puesto una banda sonora sensual, o prefieres buscar sonidos relajantes en YouTube, como la lluvia contra una ventana, el sonido de un bosque o el canto de los pájaros?

VISTA

¿Dónde estás y qué ves? Si estás leyendo el libro, ¿quieres ver imágenes sensuales al mismo tiempo? Tal vez hoy lo que más te excita sea sentarte junto a la ventana y mirar al jardín, si lo tienes. O podría ser que el truco esté en la luz ambiental.

OLFATO

¿Tienes incienso o alguna vela que puedas encender y que te prenda? ¿Tienes un perfume favorito que hace que te sientas irresistible? ¿Tienes una crema hidratante que huele de maravilla con la que puedas embadurnarte?

GUSTO

Si estuvieras manteniendo relaciones sexuales con otra persona que no fueras tú, seguramente habrían comido o bebido algo que les gustara. ¡Date el mismo capricho cuando tengas sexo contigo misma! ¿Qué sabor te gustaría notar en la lengua mientras te tocas? ¿Un poco de chocolate, quizá? ¿Una copa de vino? ¿Fresas? O... *¿pizza?*

Vale mucho la pena potenciar al máximo los cinco sentidos durante el sexo en solitario. Si te centras en todos ellos, percibirás de forma mucho más completa todas las sensaciones de tu cuerpo, y esa consciencia aumentará tu placer.

UN ORGASMO AL AIRE LIBRE A TRES BANDAS

TIEMPO DE LECTURA
<10 MINUTOS

LAS PAREJAS SEXUALES SON
TRAVIESAS

LISTA DE INGREDIENTES SEXIS
- ■ MASTURBACIÓN
- ■ CLÍTORIS/DEDO
- ■ CUNNILINGUS
- ☐ FELACIÓN
- ■ ESTIMULACIÓN DE PEZONES
- ■ PENETRACIÓN VAGINAL
- ☐ SEXO ANAL/ESTIMULACIÓN ANAL
- ☐ AZOTES
- ☐ JUGUETES SEXUALES
- ☐ ASFIXIA
- ☐ BDSM

Me despierto cuando los rayos de sol dan de lleno sobre las sábanas. Me encanta el sol, pero la ciudad no siempre es el mejor lugar para dejar que te acaricie la piel. Hoy, el cielo azul parece que me llama... tal vez me ponga el bikini nuevo, me acerque a un parque cercano y me dé una buena dosis de vitamina D.

Antes de cambiarme, me coloco delante del espejo, desnuda, y me pongo crema solar. Echo un poco en la mano y me la extiendo por todo el cuerpo. Veo de reojo mi reflejo y me detengo un momento para mirarme bien. Hoy me siento de maravilla. Al salir de casa, me pongo los lentes de sol y el calor del sol en la cara me hace sentir como si me estuviera metiendo en un baño caliente. La calidez y la seguridad en mí misma con la que me levanté hoy hacen que me sienta bien, relajada, y quién sabe, puede que preparada para una aventura.

En el parque no hay tanta gente como esperaba en un día como este. Solo veo algunos grupitos de amigos tumbados en la hierba, escuchando música, leyendo o charlando. Busco el lugar perfecto, algún lugar un poco escondido en el que me sienta cómoda si muestro un poco más de piel que en un día cualquiera.

Veo un pequeño claro tras un par de árboles grandes y algunos arbustos. ¡Es justo lo que buscaba! Mi propio jardín secreto.

Me quedo en bikini: es blanco y tiene un estampado de cerezas, como los que se llevaban antes. Tras extender la toalla en el suelo, me tumbo bajo el sol y suspiro satisfecha. Esto sí que es vida. Gracias a los árboles que me rodean, ni siquiera oigo a la gente del parque. Lo único que se oye es el suave vaivén de las hojas al rozarse entre ellas.

Cierro los ojos y empiezo a fantasear sobre un compañero de trabajo... cuando una risita y una vocecilla me sacan de mis fantasías. No sé si me parece bien que alguien se cuele en mi rinconcito, así que me siento y giro la cabeza. Por suerte, mis lentes de sol esconden la curiosidad de mis ojos. Es una pareja muy atractiva. La mujer se está desvistiendo. Deja caer un vaporoso vestido color melocotón al suelo mientras su novio extiende un mantel de picnic. Para mi sorpresa, ella se está quedando en ropa interior, que consiste en una tanga diminuta que deja ver un trasero redondo y bonito, y del brasier no hay ni rastro. Su novio la mira con una sonrisa en la cara... y entonces me mira. Giro la cabeza de inmediato y finjo que no los estaba mirando. Se me acelera el corazón. Sin querer me he convertido en una mirona en su cita sensual de media tarde. Quiero volver a mirar, pero no lo hago... todavía. Lo que sí hago es escuchar cómo ríen y flirtean. Oigo azotes juguetones, mordiscos fingidos y grititos. Entonces, se quedan en silencio.

Giro la cabeza de la forma más disimulada que puedo para mirarlos. El novio, que está sentado a los pies de la chica, está acariciándole el cuerpo suavemente con la mano. Entonces se pone en cuatro y empieza a besarla, desde los dedos de los pies, subiendo por las piernas, y entonces se detiene, sobrevolando la tanga. Casi puedo imaginar su aliento, cálido, ansioso sobre su piel. Estoy segura de que me van a descubrir mirándolos, pero no puedo apartar la vista. La expectación me está matando: ¿van a seguir con esto aquí mismo, en este instante, conmigo delante?

Él tira de la tanga con los dientes, hasta que ella lo toma del cuello y tira de él para que se acerque a sus senos. Él empieza tomándolos con las manos, y luego los besa con pasión. Veo cómo dibuja círculos alrededor de los pezones, y ella arquea la espalda mientras se los lame. Se me abre la boca del asombro, y se me escapa un pequeño suspiro de placer que llega a sus oídos. Ambos giran la cabeza y me miran. Lo primero que siento no es vergüenza, sino decepción. Ahora que saben que los he visto, pararán. Y no quiero que paren.

Pero entonces, vuelven a mirarse y empiezan a besarse. ¿Significa eso que quieren que los mire? No. Llevo los lentes de sol puestos, así que, quizá, como no dije nada, piensan que no los estaba mirando y por eso siguen con lo suyo. Me obligo a dejar de mirar; me parece demasiado intrusivo, ¡ni siquiera los conozco! Vuelvo a reposar la cabeza sobre mi toalla y cierro los ojos. Que hagan lo que quieran. No tengo por qué escucharlos, a ellos y a los sonidos húmedos de sus labios sobre la piel del otro o los gemidos que se provocan el uno al otro. El sol es muy agradable. Me encanta el calorcito. Estoy cachondísima.

Los gemidos se detienen. No me atrevo a mirar qué están haciendo ahora.

Pero entonces...

Noto una sombra en la cara. Me incorporo sobre los hombros y me subo los lentes. La chica se agacha a mi lado, desnuda al completo, y sus senos, que me quedan justo a la altura de los ojos, se balancean con suavidad hasta quedarse quietos. Es preciosa, tiene los labios húmedos y los ojos le brillan bajo el sol. La seguridad que desprende al atreverse a acercarse a una desconocida estando desnuda hace que resulte mucho más arrolladora.

—Me di cuenta de que nos mirabas —dice. La miro, con la boca abierta, incapaz de pronunciar una sola palabra—. Y nos gustó...

—¿Ah, sí? —digo en voz baja.

—¡Sí! Nos pareces muy sexi. Y... quisiéramos preguntarte si te gustaría unirte a nosotros. —Hace una pausa y se muerde el labio—. Si no, no pasa nada, es solo que eres muy linda y podría ser divertido...

Trago saliva.

—Vaya, esto... Nunca he hecho nada por el estilo —digo como puedo.

—No pasa nada —responde con una sonrisa traviesa—. Voy a volver con mi novio, pero si ves que se te antoja, ya sabes dónde estamos.

Se pone de pie y vuelve a su sitio. El trasero le rebota un poco mientras camina. Él se lo agarra y tira de él mientras ella ríe. Están buenísimos los dos. ¿Sería una locura si acepto su invitación? Mi corazón late a tope y noto cómo me palpita la vulva, ansiosa, pidiéndome a gritos que me decida.

Bajo la vista hacia mi toalla, y luego vuelvo a mirarlos. Ahora se están besando. Él tiene una mano sobre la parte delantera de la tanga de la chica, y ella le besa el cuello. Voy a hacerlo. Cuando me levanto, oigo el ladrido de un perro a lo lejos que me recuerda que estamos en un parque, no en una habitación. La emoción de pensar que alguien que pasea a su perro nos encuentre, justo cuando estamos hechos una maraña de cuerpos, echa aún más leña al fuego. Con cada paso que doy hacia ellos, siento cómo va desapareciendo la vergüenza. Si ellos pueden hacerlo, yo también puedo, carajo.

Llego a donde están, aguantando la respiración mientras me arrodillo a su lado. Se vuelven hacia mí, sonriéndome a modo de bienvenida. No se andan con tonterías: lo primero que hacen es tirar de mí e incluirme en un beso a tres bandas. Nuestras lenguas se entrelazan en una maravilla húmeda. Nos acercamos más; ella lleva un perfume de flores, y en él percibo un toque de sudor dulce. Ahora que estamos más cerca, extiendo una mano vacilante y la dejo encima del cuerpo de la chica. Tiene la piel cálida y suave. Sigo la curva de la cintura, quiero tocarle los senos, pero todavía no me atrevo.

Dejamos de besarnos porque ella desaparece. Me doy cuenta de que se movió para poder desatarme la parte de arriba del bikini, que cae deslizándose por mi torso hasta el mantel. Los ojos de los dos me acarician los senos y los pezones, y miran ansiosos los calzoncitos de mi bikini, que todavía siguen puestos. El chico me empuja con ternura para acostarme mientras acerca sus labios al cuello; su aliento me hace cosquillas y cuando noto su barba de dos días contra la piel, un escalofrío me recorre la columna. Me lame la oreja antes de abrirse camino a besos hacia mis pezones. Los succiona y los muerde con suavidad. El placer hace que se me ponga la piel de gallina. Al mismo tiempo, la chica me besa en la boca, deslizando su lengua contra la mía, como si quisiera invadirme, y empiezo a sentirme ansiosa por que me llenen otro agujero. Como si me hubiera leído la mente, se acerca a su novio, besándole la espalda mientras mueve los dedos alrededor de los calzoncitos de mi bikini. Me los baja despacio, dejando mi vulva, que brilla de placer, expuesta bajo el cielo azul. Es la primera vez que me quedo desnuda en público; sentir el sol en la vulva es maravilloso. El chico deja de tirarme de los pezones con los dientes para poder quitarse los calzoncillos y observo a la chica mientras se levanta y deja caer la tanga al suelo. La recoge, se pone de rodillas al lado de mi cabeza y me lo mete en la boca, como para amordazarme.

—Igual te hace falta —dice.

Me excita muchísimo y noto su humedad en mi lengua. Pero ahora que ya me metí en esto, lo quiero todo. Tiro la tanga hacia un lado, extiendo el brazo y la agarro para acercármela. Dibuja una sonrisa y se coloca a mi lado, posando sus suaves labios sobre los míos, haciéndome cosquillas en la lengua con la suya. El chico se sienta entre nosotras y presiona nuestras vulvas con los dedos. Siento cómo me late el corazón entre las piernas. Él me acaricia los labios de la vulva, que cada vez está más inflada, y hace movimientos circulares alrededor de mi clítoris con caricias lentas y suaves, moviéndose entre las dos para provocarnos todavía más. Gimo en la boca de la chica mientras el placer crece y la espera se vuelve casi irresistible. Ella pasa de besarme los labios a besarme el cuello, a mordérmelo con delicadeza, jadeando contra mi piel. Él deja de tocarme para que la chica tenga espacio para colocarse entre mis piernas, y se acerca a mi cara para besarme en la boca. Cuando empiezo a adentrarme en la sensación de tener su lengua en mi boca, siento la de ella en mi clítoris. La combinación de ambas sensaciones a la vez resulta hipnótica. Ella me toma la mano, deja de lamerme el clítoris y me lleva los dedos a la vagina. Está mojadísima. Hace que me frote entera con la mano, y entonces me la lleva hacia el pene de su novio. Está caliente y duro, y paso mi mano mojada por todo él. Él gime cuando lo tomo con fuerza y empiezo a subir y bajar.

—¿Quieres cogértelo? —me pregunta la chica.

Lo miro y él levanta una ceja, esperanzado, sensual, expectante.

—Sí —digo con un suspiro—. Muero de ganas por cogérmelo.

Con una mano experta, abre un condón que sacó de su bolso.

Ver cómo se lo coloca en ese pene tan duro y atento me resulta fascinante, y el sonido que hace al desenrollarse hacia abajo me hace salivar. Él se tumba y ella tira de mí para colocarme encima. Su pene se me mete dentro con total facilidad. Me inclino un poco hacia atrás, y quiero gritar de lo mucho que me está gustando. Los rayos del sol sobre la piel y el sabor del aire fresco en la boca intensifican el disfrute. La chica se acerca a la cabeza de su novio y se agacha sobre su cara, metiéndole la vulva en la boca. La tengo justo en frente. Se muerde el labio. Las dos nos estamos balanceando sobre él. Dejando que nos dé placer. La tomo del cuello y la beso. Gemimos en la boca de la otra y la excitación no deja de aumentar. Nunca me he sentido tan unida al placer de otra persona, es como si estuviéramos construyendo el orgasmo juntas.

De mi vulva irradian oleadas de placer que me llegan directamente al cerebro. Noto cómo se me contraen los músculos y la respiración se vuelve más entrecortada y rápida. Me siento tan segura de mí misma en este momento... Me llevo los dedos al clítoris. Noto cómo me estoy acercando al orgasmo cada vez más, y cuando la miro, justo delante de mí, veo en su expresión que ella está igual que yo. **El pene del chico me está tocando el punto perfecto mientras cogemos moviéndome hacia delante y hacia atrás. Noto cómo se acerca al clímax, cómo palpita en mi interior. Dejo ir un gemido enorme cuando mi orgasmo me inunda el cuerpo entero.**

Creo que nunca había sentido un placer tan intenso.

Un éxtasis colectivo, un orgasmo triple. Es como si la luz del sol estuviera emanando de nuestros cuerpos. Brillamos. Y entonces, nos dejamos caer sobre el mantel.

Poco después, cuando me voy a casa, la vulva sigue palpitándome al pensar en lo que acaba de pasar. Con el dedo, recojo una gota de sudor que me resbala por el cuello. Lo lamo. Me fascina la idea de que podría ser mío, podría ser de él, o podría ser de ella.

Limita tus sentidos

Si estás leyendo este libro en orden, te puede parecer raro que hable de esto cuando en el consejo anterior te animaba a usar los cinco sentidos durante el sexo en solitario. Pero deja que te explique por qué en este consejo te digo que vale la pena limitar algunos o todos los sentidos.

Si tu único estímulo es el tacto, la concentración que eso te proporciona puede llegar a realzar mucho el placer. Prueba a tener sexo contigo misma en silencio y en la oscuridad. Los antifaces (¡los de seda son los mejores!) y los auriculares de cancelación de ruido pueden restringir los sentidos de una forma muy sensual. Además, cuando no puedes ver ni oír nada, los demás sentidos se agudizan. Cada roce se magnifica. Experimentar con esto te puede ayudar a familiarizarte con la textura de tu cuerpo y a descubrir ante qué tipo de tocamientos reaccionas más.

Mientras lees el siguiente relato, ¿por qué no pruebas a ponerte unos tapones y a bajar la luz? O, si tienes pareja, ponte un antifaz y pídele que te lo lea en voz alta. Si vas a optar por escucharlo, ponte directamente el antifaz.

Aquí va una confesión: una vez me masturbé en una cabina de aislamiento sensorial (lo que está cien por cien prohibido). Si no sabes lo que es, se trata de una cabina con agua que está a oscuras y en silencio. Flotas en el agua salada que te mantiene en la superficie, así que cuando te estiras y te relajas, es como si estuvieras flotando en el espacio. Por eso, la única vez que fui a probarlo, no pude dejar pasar la oportunidad de jugar con mis sentidos. Cabe decir que, mientras flotaba y me tocaba, estaba en la gloria.

PONME UN ANTIFAZ

TIEMPO DE LECTURA
<10 MINUTOS

LA PAREJA SEXUAL ES
SORPRENDENTE

LISTA DE INGREDIENTES SEXIS
- ☐ MASTURBACIÓN
- ■ CLÍTORIS/DEDO
- ■ CUNNILINGUS
- ☐ FELACIÓN
- ■ ESTIMULACIÓN DE PEZONES
- ■ PENETRACIÓN VAGINAL
- ☐ SEXO ANAL/ESTIMULACIÓN ANAL
- ☐ AZOTES
- ■ JUGUETES SEXUALES
- ☐ ASFIXIA
- ■ BDSM

Se mete otro trozo de bistec en la boca, masticando despacio mientras espera a que siga hablando. Le miro los labios, buscando algo que me quite aún más las ganas, pero lo cierto es que está masticando de una forma bastante educada y discreta.

«Pues, eso, ahora mismo lo que busco es conocer a gente, establecer conexiones... Igual en el futuro algo funciona, pero no quiero forzar las cosas...». Es la historia de siempre, la respuesta típica a la pregunta de «¿Qué estás buscando en estos momentos?» durante una cita. Termina de tragar y no sé cómo lo hace, pero su boca parece arrogante incluso sin haber dicho nada. Pero tampoco es culpa suya. Ya sé que no me gustan los tipos que trabajan en el distrito financiero, y aun así siempre termino teniendo citas con ellos.

Mi mente se distrae pensando en la serie policíaca de Netflix que tengo tantas ganas de ver cuando llegue a casa, hasta que dice:

—¿Y qué buscas... sexualmente?

Arqueo las cejas. No porque no me guste verbalizar lo que quiero, sino porque no estoy acostumbrada a que este tipo de hombre muestre demasiado interés en lo que yo quiero en la cama. Lo miro, pensando en que me gusta adonde está yendo la conversación, pero sin saber cuánta información darle a alguien a quien acabo de conocer.

—¿Por qué? ¿Tú qué buscas? —Opto por lanzar la pelota a su cancha.

Me sonríe.

—Tengo un deseo muy concreto. ¿Te interesa explorar tu deseo?

Vaya pregunta.

—Siempre me interesa sentir más placer, si te refieres a eso —digo. Pero me está intrigando: ¿estará a punto de arreglar una cita aburrida?

—Me encanta poner antifaces a las mujeres y conocer sus cuerpos de distintas formas. —Me mira fijamente para observar mi reacción ante la noticia. Trato de poner cara de póquer, pero se me abre un poco la boca de la sorpresa—. Si quisieras, me gustaría llevarte a casa y... ponerte un antifaz.

Hizo énfasis en «ponerte».

Dejo el cuchillo y el tenedor en el plato y digo, con toda la naturalidad de la que soy capaz:

—¿Y qué me harías?

—Si te lo digo, echaría a perder la experiencia —dice—. Si te parece bien, me gustaría que confiaras en mí, y si hay algo que no te gusta, puedes decir «rojo» y pararé de inmediato.

«Pero ¿y esto?», pienso. La serie de Netflix tendrá que esperar.

Vive en un edificio alto de departamentos modernos y sofisticados. Es el típico departamento de soltero —no esperaba otra cosa—, pero tiene un punto acogedor: hay un periódico abierto en la mesa, tazas que esperan a que las meta en el lavavajillas y fotografías de personas que deben de ser sus familiares colgadas en la pared. Hace que lo vea con otros ojos. Me pone las manos en los hombros, con lo que basta para que me suba la adrenalina, y me lleva hacia una puerta en un rincón de la sala de estar: su habitación.

—Aquí es donde te pondré el antifaz —dice, cerrando las cortinas de la ventana que hay detrás de una cama enorme de sábanas grises—. ¿Lista?

—Lista —respondo. Se le da bien confirmar el consentimiento, lo que me resulta muy sexi, pero el hecho de que casi parezca que estemos en una reunión de negocios hace que tenga que reprimirme para no echarme a reír.

Va hacia la mesita de noche y abre un cajón que está lleno de distintos objetos que no logro identificar desde la puerta, donde todavía sigo. Saca un antifaz de seda negro, y el tejido resbala entre sus dedos de una forma muy seductora. Ya no tengo ganas de reírme: la curiosidad me tiene alerta hasta la última fibra.

Se coloca detrás de mí y me pone el antifaz sobre los ojos. No veo nada. Noto la suavidad de la tela sobre la parte alta de las mejillas, y al hacer el lazo detrás ejerce la tensión perfecta.

Me toma de la mano y me lleva a la cama. Al notar su piel en la punta de los dedos me doy cuenta de que la sensación es más intensa que si pudiera verlo. No sé lo que va a ocurrir a continuación, y el corazón me late con fuerza. Noto que me alejo del suelo; me ha tomado en brazos y ahora lo tengo muy cerca, tanto que su aliento me hace cosquillas en la oreja.

—Te voy a acostar en la cama y te voy a desnudar entera. —Su voz retumba en mi oído, y las vibraciones del sonido me ponen la piel de gallina.

Hace lo que había anunciado. Primero me coloca en la cama con cuidado, y luego empieza a desabrocharme los botones del vestido con mucha ternura. El roce del tejido con mi piel me provoca una sensación muy agradable en el pecho y el vientre. Sus movimientos son lentos, deliberados, y mi respiración es tranquila y estable para ir en sintonía. Percibo cada sensación con toda su intensidad, entre ellas la curiosidad y la adrenalina que empieza a atravesarme.

Una corriente de aire frío me recorre el cuerpo y, de repente, me quita el vestido de un tirón; la sábana suave sobre la que estoy tumbada me acaricia la piel. Desliza una mano por debajo de mi espalda, me desabrocha el brasier y, un instante después, lo oigo caer sobre el suelo. Me pregunto qué le parezco, totalmente desnuda salvo por las pantaletas. Sé que es ahí adonde irá a continuación...

Noto su aliento a través del tejido de algodón y el corazón me late cada vez más rápido al saber que tengo su cabeza entre las piernas. Me acaricia el clítoris con lo que debe de ser el pulgar, y entonces la presión baja todavía más. Noto su aliento cálido también ahí, y quiero que me quite las pantaletas y me pase la lengua por encima. Pero no; me muerde y lame la cara interna del muslo, con las manos acaciándome las piernas. Se detiene y la ausencia de su tacto cuando se aparta me provoca un escalofrío, porque no sé qué va a pasar a continuación. La incertidumbre me asusta y me excita al mismo tiempo. Noto cómo me mete los dedos en las pantaletas y tira de ellas hasta quitármelas. Ahora ya estoy desnuda en la cama, más vulnerable que nunca, a su merced.

Noto cómo el peso cambia sobre la cama y sé que se levantó. Oigo cómo se abre el cajón que tengo al lado. También un tintineo metálico, o tal vez de cristal, mientras mueve varios objetos antes de encontrar el que busca. El sonido más leve hace eco en mi cabeza mientras espero, muerta de curiosidad.

Siento cosquillas en el brazo que tengo más cerca de él; me está rozando con algo que parece tan ligero como el aire, pero que me envía oleadas de sensaciones por todo el cuerpo. Hace más cosquillas de lo que esperaba, y me muerdo el labio para evitar reírme. Desplaza el objeto por mi brazo, pasa por mi pecho y baja entre mis tetas, deteniéndose para dibujar un círculo alrededor de cada una de ellas. Mi cuerpo se estremece y se agita por la sensación, que es una mezcla de tortura y de placer. Lo mueve hacia mis pies. Ay madre. Se me corta la respiración e intento recobrar la compostura. Me imagino que debe de ser una pluma, y sigue moviéndola, subiéndola por las piernas, y lenta, muy lentamente, hacia mi vulva. Me roza los labios con ella y la sensación desaparece cuando su lengua húmeda toma el relevo. El cambio de sensaciones es maravilloso, de una caricia suave a una lengua dura y caliente que me lame.

Hundo la cabeza en la almohada y me dejo llevar por la sensación de sofoco y humedad. Entonces me doy cuenta de que hay otro objeto en juego. Lo noto frío y duro mientras me lo sube por la cara interna del muslo. El frío hace que tome aire. El tacto casi sedoso, con el que me recorre la piel resulta desconcertante. Se detiene en la entrada de la vagina, en el espacio entre mis labios, que deben de estar hinchados y preparados..., pero no pasa de ahí. El deseo crece en mi interior, quiero que me lo meta, me muero de ganas de descubrir su forma y su tamaño.

Doy un respingo cuando un zumbido empieza a sonar al lado de mi oreja izquierda. Me pasa el vibrador por la boca, lo posa sobre mis labios, esperando a que lo humedezca con la lengua.

—Lámelo —me ordena.

Oír su voz sin ver dónde está me acelera el corazón. Obedezco y abro la boca, bañándolo con mi saliva. Me hace cosquillas en la lengua, y noto como si por mi interior fluyera una corriente eléctrica.

—Buena chica —dice, y su elogio me excita todavía más; eso no me lo esperaba.

Me palpita la vagina: ¿cuándo tendrá permiso para penetrarme el misterioso objeto que reposa sobre mí, ahí abajo?

Mueve el vibrador mojado hacia mis pezones, y las cosquillas del zumbido los endurecen. Entonces dibuja un círculo alrededor de cada seno mientras mi respiración se vuelve cada vez más profunda. Sé que no me debe de quedar mucho para llegar al límite.

Recorre mi piel con las vibraciones hasta llegar al clítoris, y en cuanto un leve gemido se escapa de entre mis labios, introduce el objeto frío y duro que había dejado sobre la entrada hasta muy adentro. Gimo y el sonido rebota contra las paredes de la habitación.

—Buena chica —dice de nuevo. Es como si mi vida entera girara en torno a él pronunciando esas palabras.

Noto el objeto, que imagino que es un dildo de cristal o de metal, duro y mojado dentro de mí mientras lo mete y lo saca, tocándome el punto G, y el vibrador sobre el clítoris me hace estremecer. Gimo y me retuerzo de placer sobre las sábanas, agarrándolas con fuerza; me está llevando a un lugar desconocido, a un placer que nunca había sentido.

Noto cómo mi placer crece y crece, hasta el punto de ser casi intolerable. Me cuesta hasta respirar.

No sé dónde está, y lo que dice a continuación reverbera dentro de mi cabeza como si lo hubiera pronunciado una deidad:

—Estás a punto de venirte para mí.

Acelera el ritmo con el dildo y mueve el vibrador haciendo círculos sobre mi clítoris. Gimo una y otra vez, sin poder evitarlo.

—**Me voy a venir** —**digo.**

—**Buena chica.**

A continuación, me arrolla un remolino de sensaciones orgásmicas.

Mi vagina tira del dildo hacia dentro y mis músculos palpitan a su alrededor. Mi cuerpo pierde toda conexión con el mundo durante unos segundos increíbles.

—Lo hiciste muy bien. Gracias. —Sus elogios siempre logran que me sonroje.

Quiero dejarme el antifaz puesto para siempre.

Estimulación múltiple

Cuando se trata del placer, a veces con una estimulación basta, pero a menudo cuantas más, mejor. Aquí tienes algunas variaciones que puedes probar:

- Interna — clitoriana
- Interna — clitoriana — pezones
- Interna — clitoriana — anal
- Clitoriana — anal
- Interna — anal
- Clitoriana — pezones

Esta es una buena oportunidad de descubrir qué sensaciones se intensifican cuando las sumas a otras. Puede que sin estimular el clítoris no sientas tanto placer cuando realizas una estimulación interna, pero que si combinas ambas estimulaciones, el resultado te resulte mágico. Lo mismo puede ocurrir con todas las demás zonas erógenas. Ya sea acariciarte la cara interna de los muslos, los pezones o usar un dildo anal, las sensaciones cambian cuando ocurre alguna otra cosa a la vez. El placer dual, o incluso triple, puede ser una experiencia intensa y fantástica. Para la próxima meditación, ¿por qué no pruebas a combinar la estimulación interna y clitoriana, o a estimular el clítoris y los pezones a la vez? O, si eres intrépida... ¡prueba con la estimulación interna, clitoriana y anal! Hay personas a quienes les resultará excesivo, pero si te sientes aventurera, la expedición vale la pena.

ENTRE DOS PENES

TIEMPO DE LECTURA
<7 MINUTOS

LAS PAREJAS SEXUALES SON
ATREVIDAS

LISTA DE INGREDIENTES SEXIS
□ MASTURBACIÓN
■ CLÍTORIS/DEDO
■ CUNNILINGUS
■ FELACIÓN
■ ESTIMULACIÓN DE PEZONES
■ PENETRACIÓN VAGINAL
■ SEXO ANAL/ESTIMULACIÓN ANAL
□ AZOTES
□ JUGUETES SEXUALES
□ ASFIXIA
□ BDSM

En el sillón estamos mi compañero de departamento, Daniel, nuestro amigo Reggie, y yo. Yo estoy en medio y estamos acurrucados porque los chicos han elegido, cómo no, una peli clásica de terror. De pequeña, la pasé fatal viendo *El aro*, y hasta hoy no tengo tele en mi habitación porque me da demasiado mal rollo. No sé por qué me están haciendo pasar por esto. A veces pienso que no es más que una excusa para arrimárseme un poco.

La sala de estar está en silencio, salvo por el crujido de las palomitas, nuestra respiración y la banda sonora de la peli. También estamos a oscuras: solo tenemos una lámpara encendida en la mesita de al lado para acompañar el reflejo del televisor. Reggie tiene la mano apoyada en mi muslo, y cada vez que pasa algo que da miedo, me agarra con fuerza. Daniel tiene el brazo apoyado en el respaldo del sillón, justo detrás de mis hombros, y no para de bajarlo y rodearme con él con gesto protector, y cada vez que lo hace, me roza el cuello con el antebrazo. No sé si es la peli o que me estén tocando todo el rato en lugares sensibles, pero tengo la piel de gallina.

Miro a uno y luego al otro. Están totalmente metidos en el argumento, y la luz blanquecina de la pantalla se refleja en su piel. Reggie se da cuenta de que lo estoy mirando. Se acerca y le noto el aliento salado por las palomitas.

—¿Qué, te da miedo? —pregunta, guiñándome el ojo.

—¡No, estoy bien! —respondo.

—Sí, claro, claro —dice con una risita y arqueando las cejas mirando a Daniel. Los dos se ríen y Daniel me rodea con el brazo y me estruja contra él. Noto lo caliente que tiene el pecho a través de la camiseta y la suavidad de sus dedos contra mi brazo. Se me están encendiendo las mejillas. ¿Por qué su atención me parece tan diferente hoy? ¿Es porque quiero que sea diferente?

Empujo a Daniel en broma y todos volvemos a centrarnos en la tele. La tensión de la peli vuelve a instalarse entre nosotros... Pero no solo eso. Con el brazo de Daniel todavía rodeándome y la mano de Reggie en la pierna, es como si pudiera sentir cómo nos late el corazón a los tres, al unísono. Solo que el mío me late entre las piernas. ¿Soy la única que siente curiosidad por lo que está pasando aquí?

Con el siguiente susto, aprovecho para agarrarme de las piernas de los dos, hundiendo los dedos en sus muslos. Los dos me devuelven el apretón donde tienen sus respectivas manos, y no es como los de antes. Son sensuales, largos y deseosos. La temperatura sube en mi interior. Mi respiración se vuelve más profunda, y noto que la de ellos también.

Ahora el corazón me late a tope, y no aparto la mano de sus muslos.

Lo que sí hago es empezar a masajearlos con los dedos. Cuando ninguno de los dos me detiene, me atrevo a mirar a Daniel, en busca de una señal que me diga que no soy la única que lo está sintiendo. Como respuesta, se me acerca de forma que estamos casi nariz con nariz, y los ojos le brillan esperanzados bajo la luz del televisor.

La mano de Reggie me acaricia la parte central del muslo, con lo que consigue mandar una oleada de sensaciones por todo mi cuerpo. Lo miro y noto los labios de Daniel acercándose a mi cuello, lo que me eriza el vello de la nuca. En cuanto Daniel me besa el cuello, Reggie se acerca y me besa en la boca. Mi cuerpo está inundado de un deseo que no sabía que llevaba dentro.

Daniel me aparta la cara de Reggie y me besa también, mientras las manos de Reggie empiezan a abrirse paso por mis senos y mis muslos. Tengo la lengua de Daniel en la boca. Paso la mano por sus entrepiernas y noto que a los dos se les está poniendo duro. Me cuesta decidir en qué sensación centrarme, así que me dejo llevar por todas.

Sin detenerme a pensar en lo que está pasando, dejo que ambos empiecen a quitarme la ropa. Me quitan la camiseta entre los dos, y mis senos rebotan cuando la tela los deja libres.

Daniel me mira con la boca abierta, es la primera vez que me ve desnuda. Mueve las manos para tocarme y empieza a masajearme los senos y los pezones. La cabeza me da vueltas. Al mismo tiempo, Reggie me baja los pants. Se levanta del sillón y se sienta delante de mí, entre mis piernas, abriéndolas por completo. La boca de Daniel toma el relevo de sus manos sobre mis pezones. Echo la cabeza hacia atrás y se me corta la respiración cuando Reggie me lame la vulva por encima de las pantaletas; tengo dos bocas lamiéndome a la vez. Los sentidos se me disparan; los labios de Daniel se mueven con deseo y fuerza, mientras que Reggie los mueve de manera lenta y con pasión. Noto cómo me aparta las pantaletas. Reggie se detiene un momento y me mira la vulva fijamente. No tenía ni idea de lo excitante que puede ser que alguien me la mire de este modo. Reggie me pasa un dedo por los labios, acariciándome, y como si lo hubiera visto, Daniel hace lo mismo con mis pezones: repasa su forma con los dedos, los pellizca y se detiene, los vuelve a pellizcar y se vuelve a detener.

Reggie me quita las pantaletas y Daniel lo toma como una señal para levantarse y quitarse la camiseta primero, y luego todo lo demás, y se queda de pie con el pene duro en la mano. Me muerdo el labio sintiendo una punzada de celos mirando cómo se toca.

Mientras miro a Daniel, Reggie mete un dedo en mi vagina húmeda y me provoca un gemido. La sensación de tener algo dentro hace que quiera con desesperación algo más. Empieza besándome el clítoris, haciendo círculos alrededor. Es alucinante. Mete otro dedo mientras me succiona el clítoris. Parece como si estuviera a punto de desmayarme de placer.

Daniel se sube al sillón y me acerca el pene a la cara. Me lo meto en la boca mojada, lo envuelvo con mi lengua y le acaricio la punta antes de metérmelo entero, hasta el fondo. Saber que Daniel está sintiendo un placer parecido al que yo estoy sintiendo entre las piernas me vuelve loca. Tras unos momentos en los que Reggie me la come a mí y yo se lo como a Daniel, Reggie se levanta de entre mis piernas y también se desnuda. Daniel me saca el pene de la boca y empieza a tumbarse en el sillón. Me muevo para sentarme encima de él, con el pene apoyado entre mis piernas, listo para entrarme. Reggie se coloca en el hueco entre las piernas de Daniel, detrás de mí, y me acaricia la espalda con la punta de los dedos, provocándome un escalofrío. Estoy lista para sentir más. Meto la mano entre mis piernas y me meto a Daniel. A los dos se nos corta la respiración a la vez y gemimos de placer. Me inclino hacia Daniel para que nuestros cuerpos estén paralelos, y las manos de Reggie se abren paso por mi cintura para tomar mis senos y pellizcarme los pezones. La sensación de tener el pene de Daniel dentro, llenándome, al tiempo que siento el agradable dolor de los pellizcos, es increíble.

Mientras todos nos movemos al unísono, como una amalgama de cuerpos enredados, noto cómo el pene de Reggie se desliza entre mis nalgas con los fluidos que he creado. Se me acelera el corazón, porque sé lo que está a punto de hacer. Sus manos desaparecen de mis senos, me aprietan las nalgas y empieza a jugar con mi ano con los dedos, metiéndolos y sacándolos, relajándome, aprovechando toda la humedad de mi vagina. Noto cómo me palpita la vagina alrededor de Daniel, con unas ganas que me muero. Lo beso y luego me aparto para mirarlo a los ojos en el momento en que Reggie me penetra por el culo. Me sumo en el éxtasis de inmediato, entre dos hombres y dos penes en mi interior. Reggie se mueve detrás de mí mientras Daniel me embiste desde abajo. Entro en una dimensión desconocida, y el placer crece en mi interior al ritmo de una descarga eléctrica.

—Me voy a venir —gimo.

—Sí, vente con nosotros —me jadea Daniel al oído.

Los dos empujan con más fuerza, aumentando el ritmo, y me rindo por completo.

Oleadas de placer me recorren el cuerpo, es demasiado. Ellos gimen como respuesta cuando mis músculos se contraen y palpitan contra sus penes.

Me dejo caer sobre Daniel y todos nos quedamos tumbados, mojados, todavía enredados, respirando satisfechos y recuperándonos del intenso placer que acabamos de experimentar.

Y en ese momento, aparecen los créditos en la pantalla.

Ayudas externas

Puede que un día no te sientas inspirada o que te hayas hartado de recrear en tu cabeza el sexo que tenías con tu ex. Si es tu caso, las ayudas externas pueden ser una herramienta fantástica para dejarte llevar por tus fantasías y descubrir ideas nuevas que estimulen tu cuerpo. ¡Para eso escribí este libro! Si llega un momento en que ya leíste todos los relatos o quieres variar un poco, no olvides que existen otros recursos.

PORNOGRAFÍA

Aunque hay personas que se sienten intimidadas por el porno, hay tanta variedad que es difícil que no des con algo que te guste. Prueba a buscar sexo feminista en lugar de las típicas páginas web gratuitas. Es muy importante que demos apoyo al contenido hecho con una perspectiva ética para que se pueda seguir produciendo pornografía informativa y entretenida. No te pierdas XConfessions si se te antoja ver películas eróticas preciosas, o Lustery si prefieres videos caseros hechos por parejas reales.

PORNOGRAFÍA EN AUDIO

Si ver los cuerpos de otros no es lo tuyo, prueba con el porno en audio. Puedes recurrir a la versión en audio de este libro para dejarte llevar por tus sentidos, pero también hay muchos servicios de suscripción a contenido pornográfico en audio, como Dipsea.

SÍNDROME DEL VAMPIRO DE ESTOCOLMO

TIEMPO DE LECTURA
> 10 MINUTOS

LA PAREJA SEXUAL ES
CRUEL

LISTA DE INGREDIENTES SEXIS
- ☐ MASTURBACIÓN
- ■ CLÍTORIS/DEDO
- ☐ CUNNILINGUS
- ☐ FELACIÓN
- ■ ESTIMULACIÓN DE PEZONES
- ■ PENETRACIÓN VAGINAL
- ☐ SEXO ANAL/ESTIMULACIÓN ANAL
- ☐ AZOTES
- ☐ JUGUETES SEXUALES
- ☐ ASFIXIA
- ■ BDSM

Mis ojos se van acostumbrando a la luz, doloridos tras un sopor que no ha sido voluntario. Un olor a humedad me impregna las fosas nasales mientras intento enfocar la mirada. Estoy en una habitación oscura y extraña, y en la espalda noto que la pared está pegajosa y resbaladiza. De un rincón me llega el sonido de un goteo, y todo tiene una tonalidad verde, como si estuviera bajo el agua. Tengo las manos atadas por encima de la cabeza. Alzo la vista y veo que estoy esposada a la pared. Trato de liberarme las muñecas, pero no lo consigo, y me invade el pánico. ¿Cómo llegué hasta aquí?

Recuerdo vagamente que volvía a casa después de ver a unos amigos. Vivo a un par de manzanas, así que, como de costumbre, volví caminando sola. Recuerdo que la luna llena brillaba en el cielo, y que el azul oscuro estaba salpicado de estrellas. Entonces, al pasar por delante de un callejón, noté una extraña brisa en el pelo, como si algo hubiera pasado a mi lado a toda velocidad. Y a partir de ahí, nada. Oscuridad.

El corazón me golpea las costillas. ¿Debería gritar para pedir ayuda? ¿Vendría alguien a rescatarme? ¿O solo conseguiría que quienquiera que me ha traído aquí se dé cuenta de que estoy consciente? Busco con la mirada, llena de desesperación, una forma de escapar. Todos los rincones están a oscuras, pero veo una puerta abierta que da a un pasillo donde la luz es aún más verde. Cuando enfoco la vista en esa dirección, un alarido retumba desde lo que sea que hay detrás de la puerta. Se me pone la piel de gallina y el sudor empieza a cubrirme la frente. Cierro los ojos y los aprieto con fuerza, deseando despertarme de una pesadilla.

Cuando los abro, en el umbral de la puerta hay una figura oscura.

Quiero gritar, pero el terror impide que me salga la voz. La figura avanza por la habitación como si flotara, aunque me doy cuenta de que sus pies pisan el suelo. Se detiene en el extremo opuesto de la habitación, y juraría que lo único que logro distinguir son dos ojos rojos. Me tiembla todo el cuerpo, y mis pies apenas logran mantener el equilibrio sobre el suelo mojado.

La figura toma aire, como si estuviera saboreándolo.

Entonces, un suspiro largo y profundo emana desde ese rincón.

—¿Quién eres? —trato de gritar, pero solo me sale un susurro.

La figura flota y sale de entre las sombras.

—¿No deberías preguntar «qué soy»?

Veo unos colmillos blancos. ¿Puede ser? No. Estoy soñando. O es una broma macabra. No existen.

En un abrir y cerrar de ojos se pone a mi lado, pero no alcanzo a verlo bien.

—Adivina —me dice al oído.

Es extraño: lo tengo casi encima y no le noto el aliento. Lo único que noto es mi propia respiración entrecortada en el pecho.

Mueve la cabeza para quedar de frente. Su olor es embriagador; huele a todas mis cosas favoritas del mundo. Su piel tiene una palidez mortecina y es de lo más atractivo; sí, tiene los ojos rojos, y los colmillos... Ay, los colmillos...

—Eres un vampiro —susurro.

Ríe despreocupado.

—Muy bien —dice. Vuelve a oler el aire y vuelve a suspirar.

—¿Por qué haces eso? —pregunto, asustada.

Sonríe con su preciosa boca, dejando los colmillos al descubierto una vez más.

—Porque hueles que es una delicia —responde.

—Por favor, deja que me vaya —suplico, tirando de las cadenas para que hagan ruido—. Haré lo que quieras.

Me observa mientras me retuerzo y me dice:

—Veo que te estás poniendo nerviosa. Te dejo descansar.

Sale deslizándose por la puerta, y no sé si me siento aliviada porque se está yendo o aterrorizada por volver a quedarme sola. Pero antes de poder pensar, me vuelvo a dormir.

Me despierto y veo que... estoy en un baño. Esta vez, estoy tumbada sobre las piedras húmedas y duras del suelo. Seguramente me movió mientras era presa del sueño en el que me sumergió. En el centro de la estancia hay una tina de las antiguas. Con curiosidad, me incorporo y miro en su interior, casi segura de que estará llena de sangre. Es enorme y la llave está abierta, el agua forma una nube de vapor. En la superficie, veo burbujas y pétalos de rosa. Me llega el olor de los productos: son dulces, mágicos. Miro a mi alrededor, sin la menor idea de qué está pasando, y de pronto mi cuerpo se estremece con un escalofrío.

Ha vuelto. El vampiro.

—¿Te gustaría meterte? —dice desde el umbral de la puerta, con una voz delicada y melosa.

Trago saliva y vuelvo a mirar el agua caliente. Es cautivadora. La verdad es que no hay nada que quiera más que quitarme esta humedad resbaladiza del cuerpo.

—Si lo hago, ¿estarás tú aquí? —pregunto.

Se acerca, dejándose bañar por la luz verde.

—Naturalmente —dice, enseñándome los colmillos por un instante.

La sala donde me ha tenido encadenada ha hecho que me sienta sucia. La tina me está llamando...

Asiento. El vampiro me ofrece una mano, y en un abrir y cerrar de ojos, estoy de pie.

Camino como puedo hacia la tina.

—¿Te puedes girar mientras me desvisto? —le pregunto.

Para mi sorpresa, se da la vuelta. Empiezo a desabotonarme la blusa, que está cubierta de una humedad pringosa, y la dejo caer al suelo. A la velocidad propia de los humanos, me quito el resto de la ropa y me quedo de pie, desnuda. Lo miro para ver si me miró, pero sigue dándome la espalda. Me meto enseguida en el baño caliente, ansiosa por que no me vea.

En cuanto me meto, noto cómo todo mi cuerpo se relaja. No es como el agua que he sentido en la piel las otras veces. Es como bañarse en seda o terciopelo. Dejo que mi cuerpo se hunda bajo la espuma.

El vampiro se da la vuelta. Con un movimiento ágil, se coloca junto a la tina. Cierra la llave y me dice que tiene que encadenarme las muñecas a los lados. No me queda otra opción que aceptar.

Cuando me toma la primera muñeca, noto la diferencia de temperatura entre sus helados dedos y mi piel, que está caliente por el agua; la sensación es incandescente. Cuando me toma la segunda, se detiene un momento para notarme el pulso en las venas. Lo miro con rapidez, alarmada por el destello rojo de sus ojos. Pero en cuanto me ata la muñeca, me suelta. Esta situación me está resultando más provocadora de lo que debería: el miedo de saber que es un vampiro y que soy su prisionera se mezcla con la atracción innegable que siento por él. Cuando se aparta, se lleva consigo su olor embriagador y me siento decepcionada.

Se dirige hacia el otro extremo de la tina y se quita el impoluto saco del traje.

Por un instante pienso que está a punto de meterse en la tina conmigo, y una emoción perversa me recorre el cuerpo. Pero entonces me doy cuenta de que no se está desnudando, sino que está remangándose.

—Dado que estás... impedida —dice—, ¿puedo ayudarte a lavarte?

Debería negarme. Debería querer salir corriendo. Pero quiero lo que se siente cuando te lava un vampiro.

Asiento de nuevo.

Toma una esponja que está detrás de la llave. La hunde en el agua y empieza por los pies. Utiliza una mano para lavarme y la otra para sujetarme. De nuevo, el frío de su cuerpo, mezclado con el agua caliente, me provoca una sensación increíble que empieza a hacer que mi cuerpo vibre.

Cuando me llega a la parte alta de los muslos, deja mi vulva atrás y se centra en el vientre, acariciándolo con ternura y frotándolo con la esponja algo rugosa. Noto que en mi interior crece una extraña sensación; creo que quiero que luego me lave los senos... pero, de nuevo, pasa de largo y va a la parte alta del escote, antes de empezar a limpiarme los brazos. Mis ojos no han dejado de seguir su preciosa cara, más blanca que la nieve, ni un solo segundo.

Ahora me mira:

—Te voy a soltar los brazos para que puedas lavarte el resto —dice.

—No —respondo casi sin querer—. No me importa.

Me observa con sus ojos rojos.

—Solo lo haré si me lo pides.

—Por favor —me oigo decir—. Lávame, por favor.

En cuanto las palabras salen de mi boca, sonríe con crueldad y pienso: lo tenía planeado. Sabía que podría hacerme querer más. Pero eso no cambia el hecho de que sí, quiero más.

Vuelve a meter la mano en el agua. La esponja rodea despacio un pezón, y luego el otro. Y entonces la arrastra por mi cuerpo hasta llegar a la vulva. Abro las piernas y me frota con la esponja. La fricción contra el clítoris hace que casi quiera gritar. Ojalá soltara la esponja y lo hiciera con la mano. Quiero sentir la presión de su dedo helado contra los labios.

Tengo los ojos clavados en su brazo, que desaparece en el agua que tengo entre las piernas. Me está mirando.

—Solo tienes que pedirlo —susurra.

Respiro hondo.

—Por favor —le suplico.

—Por favor, ¿qué? —pregunta, con otra sonrisa cruel.

—Cógeme —respondo.

En un abrir y cerrar de ojos, ya no estoy en la tina. Me quitó las esposas y me lleva en brazos a la velocidad de la luz. Antes de tener tiempo de pensar siquiera, estamos de vuelta en la otra mazmorra y me está encadenando de nuevo a la pared, por encima de la cabeza. El agua del baño me gotea por la piel mientras él se quita la ropa delante de mí a tal velocidad que, en una fracción de segundo, ya está desnudo. Miro, con la boca abierta, su pene grande, duro, tirante. Se me acerca y lo noto, frío como el hielo, acariciándome la vulva.

Me inclino hacia él y le beso los labios fríos y tersos, que me provocan un escalofrío. Sabe justo igual que huele: es embriagador. Me besa ansioso, metiéndome la lengua fría y mojada en la boca.

La tensión sexual lucha contra mi miedo, y la combinación de ambos es de lo más excitante. Me repasa el cuerpo desnudo con las manos a una velocidad que hace que mi vulva vibre como nunca. Tiro de las cadenas a propósito, ya que la excitación de ser su prisionera solo alimenta mi placer. Su helada boca baja hasta posarse en mis pezones, y me los roza con los colmillos. Mientras succiona, se me endurecen dentro de su boca. Mis gemidos rebotan contra las paredes de piedra.

Me acaricia la entrada de la vagina con su pene frío. La sensación me corta la respiración, y noto que de pronto estoy mojadísima y goteo encima de él. Se inclina hacia mí para besarme el cuello, y mi pulso late de forma visible bajo los labios que me rozan la piel. De pronto siento pánico, y justo entonces se me mete dentro. Su pene duro como la piedra me llena entera. Mierda. Las esposas golpean contra la pared cuando él me embiste con más fuerza. Mis senos calientes presionan su pecho helado. Mi respiración se vuelve más profunda mientras él no deja de metérseme dentro, y me rodea con los brazos para hundir los dedos en mis nalgas. No puedo evitar gemir y hundo la cara en su cuello, oliéndolo mientras él hace lo mismo conmigo.

Cada vez le falta menos para terminar, y quiero que me llene con su semen helado y vampírico. Siento cómo mi propio placer crece mientras miro fijamente esos ojos rojos, mientras me recorre los brazos con los dedos, desde los codos, pasando por las axilas y bajando hasta los pezones.

Está a punto de venirse y yo también me estoy acercando al clímax. Me muerdo el labio con fuerza para frenar el orgasmo durante un segundo más.

Mi vagina se contrae a su alrededor una última vez, y entonces me dejo arrastrar por mi propio placer. Me dejo llevar por los espasmos de mis músculos y dejo que las cadenas que me atan sostengan todo mi peso. Él me sostiene de las nalgas para mantenerme de pie mientras me embiste una vez más y se viene dentro de mí. Nunca me he sentido tan viva, la sangre corre a toda prisa por mis venas... Noto su sabor en mi labio, en el punto que me acabo de morder. La lamo, pero él percibe su olor.

Sus ojos se abren al ver cómo se acumula en el corte.

No puedo hacer otra cosa que dejar que se me acerque y lama la zona donde me brota la sangre. Respiro despacio, esperando a ver qué ocurre a continuación.

Él saca los colmillos.

Estimulación del cuello del útero

¡El placer también se puede encontrar en el cuello del útero! No todo el mundo siente los estímulos en las profundidades más oscuras de su vagina, pero hay quienes los notan, y mucho, así que si la idea te llama la atención, vale la pena que dediques un rato a ver si estás entre estas últimas. Para probarlo, sigue estos pasos:

PASO 1: Confirma que sabes dónde está el cuello del útero. Está en la vagina, arriba del todo (si no te queda claro, busca un esquema en Google).

PASO 2: Necesitarás un juguete para penetrarte. Lubrícalo.

PASO 3: Puedes hacer una de las siguientes cosas, o las dos: mete y saca el juguete para aplicar pulsaciones en el cuello del útero, o muévelo haciendo círculos alrededor del cuello del útero.

PASO 4: Mientras lo haces, respira profundamente para ser consciente de estas nuevas sensaciones.

El placer en este punto será distinto del que sientes en el clítoris o en el punto G. Si los orgasmos clitorianos son como fuegos artificiales y los del punto G como una llamarada, podría decirse que el orgasmo del cuello cervical es como una corriente eléctrica que notas muy adentro. Recomiendo sumarle la estimulación clitoriana para subir el placer al máximo.

DE BUENOS VECINOS A BUENOS AMIGOS

TIEMPO DE LECTURA
> 10 MINUTOS

LAS PAREJAS SEXUALES SON
MUCHAS

LISTA DE INGREDIENTES SEXIS
- ☐ MASTURBACIÓN
- ■ CLÍTORIS/DEDO
- ■ CUNNILINGUS
- ■ FELACIÓN
- ■ ESTIMULACIÓN DE PEZONES
- ■ PENETRACIÓN VAGINAL
- ☐ SEXO ANAL/ESTIMULACIÓN ANAL
- ■ AZOTES
- ☐ JUGUETES SEXUALES
- ☐ ASFIXIA
- ■ BDSM

Mi nueva dirección es Edificio Cornucopia, departamento C. Los departamentos A y B están en el piso de abajo y en ambos viven parejas casadas; los del A, Emmanuel y Erica, parecen un poco ariscos, mientras que los del B, Andrew y Amelia, son muy simpáticos. En el otro departamento que está en mi mismo piso vive una mujer que parece directora de instituto y a la que me dirijo como señora Hunter porque no recuerdo su nombre de pila y así es como aparece en el buzón.

Es sábado por la noche y llamo nerviosa a la puerta del departamento B. Andrew y Amelia me abren y me invitan a pasar. Andrew me da un beso en la mejilla y me felicita por el vino que elegí; Amelia me abraza como si nos conociéramos de toda la vida. Lo cierto es que la única vez que hemos coincidido fue ayer, cinco minutos en el pasillo, que es cuando me invitó a esta cena. La mudanza me ha tenido muy estresada, así que le devuelvo el abrazo con una efusividad que, en otra ocasión, no me habría salido de dentro. Huele a comida rica y a perfume.

Emmanuel y Erica están sentados en el sillón en la salita de estar abierta a la cocina, y parecen aburridos. La señora Hunter está de pie junto a ellos quejándose de los del edificio de al lado porque dejan comida en la puerta para los zorros, lo que hace que, cuando en plena noche se aparean a todo volumen, siempre la despierten.

Andrew reparte las copas de vino y todos nos sentamos a la mesa. La atención se centra en mí: me preguntan dónde vivía antes, a qué me dedico y qué me gusta hacer en mi tiempo libre. Que cinco desconocidos te miren a los ojos durante un buen rato —y, además, a todos se les dé muy bien mantener el contacto visual— es agradable e imponente al mismo tiempo. Me alegro de tener una copa de vino en la mano.

Para el postre, Andrew hizo *fondant* de chocolate. Me he dado cuenta de que Emmanuel y Erica se tocan mucho. Llevan toda la noche acariciándose la nuca, o poniendo la mano encima de la del otro para apretársela. Ahora, Emmanuel tiene un poco de chocolate en la comisura de los labios y Erica se acerca para limpiárselo de un lametón. Se da cuenta de que la estoy mirando desde el otro extremo de la mesa. Sin romper el contacto visual, besa a Emmanuel en la boca y, sin cortarse, le mete la lengua en la boca. Aparto la mirada y Erica ríe.

Las cosas empiezan a cambiar de tono después de cenar. La señora Hunter sugiere que juguemos a «La persona que es más probable que». Cada uno tiene que decir algo como «olvidarse de cuándo toca sacar la basura». Entonces, a la de tres, todos tenemos que señalar a la persona que creemos que es más probable que se olvide. La persona a la que señalemos más veces tendrá que pagar con una prenda.

Andrew es el primero en darle un giro «adulto» a las preguntas. Mientras sirve más vino, dice: «La persona que es más probable que sorprenda en la cama». Todo el mundo señala a la señora Hunter. Las preguntas van subiendo de tono, pero las prendas son inocentes hasta que Amelia dice: «La persona que es más probable que reciba una mamada en el pasillo». Todos señalamos a Emmanuel y nos reímos, con el vino empezando a surtir efecto y el carácter sexual de las preguntas manteniéndonos alerta.

Andrew dice en broma que, como prenda, Emmanuel tendría que salir al pasillo y recibir esa mamada, y entonces Erica se levanta y le extiende la mano a Emmanuel. Se lo lleva al pasillo mientras los demás nos quedamos en silencio, sonriéndonos; porque están bromeando, ¿no? Es imposible que Erica esté de rodillas ahí afuera, ¿verdad?

—Voy a echar un vistazo por la mirilla —dice Amelia entre risitas.

En cuanto se levanta, se apaga la luz. Los relojes del horno y del microondas también han desaparecido. La señora Hunter dice que va a mirar por la ventana y oímos cómo mueve las cortinas. La calle también está a oscuras; se fue la luz. Irónicamente, el ambiente en la sala de estar se vuelve aún más eléctrico.

Se abre la puerta de la entrada y Erica y Emmanuel vuelven, bromeando (¿seguro que es broma?) sobre que les interrumpieron la diversión, mientras Andrew y Amelia encienden unas velas.

La luz que desprenden es mucho más tenue que la de una lámpara, y dibuja unas sombras de lo más sensuales en los rostros de todos. La señora Hunter empieza a contar una historia de una vez que se fue la luz cuando era adolescente y acabó jugando a la botella con sus amigos... ¿Lo hacemos? Amelia grita de emoción y va a buscar una de las botellas que ya nos tomamos. Miro a los demás para ver si alguien va a decir que no quiere jugar. Es una locura, porque no conozco de nada a toda esta gente, pero la idea me excita. Noto la calidez del vino y la emoción del juego al que acabamos de jugar. Un beso le pondría el broche de oro a la velada.

Nos sentamos en círculo en el suelo, en el espacio entre los tres sillones que rodean la chimenea. Alguien coloca la botella de vino en el centro. Miro las caras de los demás, iluminadas por la luz de las velas, y siento mariposas en el estómago.

Andrew tira primero. Le toca Emmanuel. Gatean hasta encontrarse y parece que todo el mundo aguanta la respiración. Su beso no es largo... pero tampoco es corto.

Es el turno de Emmanuel, y le toca Erica. La respiración que todos estábamos aguantando estalla en una carcajada por la suerte que han tenido, ya que están casados. Después de que Erica y Emmanuel se dan un pico afectuoso, Erica gira la botella.

La giró tan rápidamente que cuesta seguirla con la vista. Entonces empieza a bajar el ritmo hasta detenerse... en mí. Erica está sentada a mi lado. Me mira. Antes de acercarse, se retira el pelo de la cara. Y entonces me besa. Su boca es suave y cálida. Se aparta y dice:

—Qué tensa estás... ¡Solo estamos jugando!

Habría pensado que no le caigo muy bien, pero se coloca detrás de mí y empieza a masajearme el cuello con las manos. Aún me está tocando cuando me inclino para tirar. Se detiene en Emmanuel. Se acerca y me da un beso intenso mientras Erica no deja de masajearme la nuca con los dedos. Las dos sensaciones a la vez son increíbles, y un escalofrío de lo más agradable me pone la piel de gallina.

Emmanuel se aparta.

—Me gusta este juego nuevo —dice la señora Hunter como si nada.

Le dice a Emmanuel que vuelva a besarme, pero que esta vez Amelia se ponga detrás de él y le dé un masaje. Andrew le pregunta qué tiene que hacer él. La señora Hunter lo piensa un momento.

—Masajea los senos de Erica —ordena.

Andrew mira a Erica, y ella sonríe y asiente. Con la boca abierta, veo cómo se sube la camiseta hasta el brasier y baja las copas para que sus senos y sus pezones queden bien expuestos. Andrew se sienta detrás de ella de forma que la base de su trasero quede apoyada sobre su entrepierna, y entonces acerca la punta de los dedos a sus senos y empieza a masajearlos con las palmas y los dedos. La escena es tan erótica que siento cómo me palpita la vulva.

Emmanuel coloca su dedo bajo mi barbilla y me gira la cara hacia él. Detrás veo a Amelia acariciándole el cuello con los dedos. Me mira para pedirme permiso y, cuando asiento, me mete la lengua en la boca y yo cierro los ojos. Todavía sabe a chocolate y tiene la lengua caliente y mojada, y la mueve con destreza.

Cuando nos separamos, volvemos a mirar a la señora Hunter para que nos dé instrucciones. Vuelve a poner una cara pensativa, y entonces les dice a Amelia y a Erica que se desnuden la una a la otra, y que Andrew y Emmanuel hagan lo mismo. No sé si mirar a Amelia mientras Erica le quita el vestido y la deja en pantaletas, o a Andrew mientras se arrodilla y le desabrocha los jeans y le baja el cierre a Emmanuel, tirando con rabia de las hebillas para que le veamos los calzoncillos y la erección que esconden.

Poco a poco, la ropa de los cuatro va cayendo, y justo delante de mí, a la luz de las velas, tengo dos pares de senos con los pezones erectos, dos penes duros apuntando al techo, y dos vulvas. Los observo a todos con ansias mientras las dos parejas se miran los unos a los otros, evaluándose.

—¿Y ella? —le pregunta Erica a la señora Hunter, señalándome a mí.

—Desnúdala tú misma —responde la señora Hunter.

Noto cómo el corazón me late en las sienes. La adrenalina se arremolina en mi interior y me pone cachondísima.

Cuatro manos calientes me levantan del suelo, donde estaba sentada con las piernas cruzadas. Erica y Emmanuel se colocan detrás de mí, y Andrew y Amelia se ponen delante. Erica y Amelia me suben la camiseta, y el contacto de sus dedos me hace cosquillas en el pubis mientras Andrew y Emmanuel me bajan la falda para dejarme en ropa interior, notando su aliento cálido en la espalda y en la parte baja del vientre. Erica une las tiras del brasier para que se desabroche, y acto seguido Amelia me acaricia los brazos con los dedos conforme me lo va quitando. Mientras, Emmanuel y Andrew me bajan las pantaletas, cada uno desde un lado, y me acarician las piernas. La sensación de tener cuatro manos en el cuerpo al mismo tiempo es incomparable. Mi pulso baila con una emoción nerviosa mientras me quedo frente a todos ellos desnuda.

Amelia me toma las manos y se las lleva a los senos, y veo una sonrisa dibujándose en sus labios. Noto su maravillosa suavidad bajo los dedos. Un pinchazo de dolor agradable me devuelve a mi cuerpo; bajo la mirada y veo que la señora Hunter me está pellizcando el pezón con fuerza.

Nos mira uno a uno.

—Las reglas del juego son que solo pueden hacer lo que yo les diga. ¿Entendido?

Me doy cuenta de que estoy asintiendo con ganas. No puedo creer que me haya metido en esta situación, y tampoco lo mojada que estoy. Mi clítoris parece estar dando espasmos sin que nadie lo haya tocado siquiera. Todos nos giramos hacia la señora Hunter, obedientes, esperando instrucciones.

Nos dice que nos sentemos en círculo de forma que, en el sentido de las agujas del reloj, estemos Amelia, Erica, Andrew, yo y Emmanuel.

Quiere que juguemos a «pasar la pelota oral»: por turnos, pondremos la boca en los genitales de la persona que tenemos al lado durante 30 segundos mientras los demás miran. Se me abren los ojos como platos cuando Erica abre las piernas para que Amelia le ponga la boca encima; siento envidia de la lengua que está recorriéndole el clítoris a Erica y de la expresión de placer que le veo en la cara. Quiero que llegue ya mi turno.

Pero primero veré cómo Erica se mete el pene entero de Andrew en la boca y cómo gotea la saliva mientras ella sube y baja. Ahora, Erica está apartando la boca y lo estimula todavía más con la mano; le ha dejado el pene tan mojado que su mano resbala sobre él. La señora Hunter le dice que se levante. Todos aguantamos la respiración, sin la menor idea de qué está a punto de pasar.

La señora Hunter le dice a Erica que rompió las reglas, según las cuales solo podemos usar la boca, no las manos. Hace que Erica vaya hacia el sillón y se incline sobre él, y entonces le da tres azotes fuertes y sonoros en cada nalga. La vulva me late con más fuerza todavía. Intercambio una mirada emocionada con Emmanuel, quien parece estar casi salivando.

Cuando Erica se sienta, me doy cuenta de que es mi turno. Doblo las piernas y las abro del todo, apoyándome en los codos. Entre mis piernas, Andrew me sonríe travieso. Y entonces me pone la boca en el clítoris. La calidez que despierta en mi interior es increíble.

La sensación de su lengua sobre mi clítoris es sensacional. La mueve entre los labios con ganas, y luego vuelve a subir para centrarse en el clítoris.

Emmanuel le pregunta a la señora Hunter si puede «modificar» las reglas. ¿Pueden unirse los demás... todos a la vez? La señora Hunter se para a pensar y dice que sí, todos menos Erica, porque todavía tiene que aprender la lección. Está haciendo honor al mote de «directora de instituto» que le había puesto. Erica la mira con una mueca.

Emmanuel toma un cojín del sillón y me lo pone debajo de la cabeza. Entonces coloca una rodilla a cada lado de mi cara para ponerme el pene justo delante de la boca. Amelia coloca los pies uno a cada lado de mi cabeza, de cara a Emmanuel. Primero, Emmanuel me mete el pene en la boca. La sensación de su pene duro llenándome la boca mientras Andrew me lame el clítoris es casi insoportable. Pero cuando alzo la vista y veo que Emmanuel también está ocupado lamiéndole el clítoris a Amelia, pienso que estoy a punto de estallar.

Una voz elevada y estricta nos interrumpe: la señora Hunter nos dice que paremos lo que estamos haciendo. La expectación de no saber lo que va a pasar ahora es de lo más erótica.

Nos dice que nos levantemos y nos pongamos en fila, y entonces se pasea por delante como pasando revista, mirando nuestros cuerpos desnudos uno a uno. La luz de las velas hace que todavía parezca más temible que antes. Sube y baja la mano por el pene de Andrew. Le mete dos dedos en la boca a Amelia y le dice que los chupe. Entonces llega a mí. Respiro. Clava los ojos en mi vulva, se arrodilla y coloca el pulgar sobre mi clítoris, que está muy mojado, y baja hasta la vagina, que está igual de húmeda, y me lo mete. El placer que siento me deja sin respiración.

Me dice que me acueste de lado en el suelo. Mientras hago lo que me dice, vuelve a pasearse por la fila. Se detiene delante de Emmanuel. Estoy desesperada por que le diga que venga y me coja, y parece saberlo porque me mira mientras nos tiene a todos en vela. Finalmente, me da lo que quiero. Le dice que se ponga detrás de mí y me meta el pene.

La calidez del torso de Emmanuel mientras me abraza por detrás y el contacto con su pene duro contra mi espalda son increíbles. Me pregunta si estoy bien. Necesito algo dentro de mí con tantas ansias que le suplico que me lo meta. Mientras empuja para penetrarme, cierro los ojos y me dejo gemir desde las entrañas.

Cuando abro los ojos, veo a Amelia delante de mí, con los senos cayendo hacia un lado. Sigue oliendo a comida rica y a perfume. Detrás de ella está Erica, y detrás de Erica está Andrew, quien ha empezado a cogérsela y la está haciendo gemir.

La señora Hunter le dice a Erica que se coja a Amelia con los dedos, y le dice a Amelia que me frote el clítoris. Tener a Emmanuel embistiéndome por detrás y los dedos cálidos de Amelia deslizándose por mi clítoris es una sensación maravillosa, y noto cómo empiezo a llegar al clímax. Bajo la vista y veo que Amelia tiene la pierna un poco levantada para que Erica le meta dos dedos en la vagina. La expresión de puro placer que Amelia tiene en la cara me da ganas de besarla. Le pregunto a la señora Hunter si me da permiso, pero me dice que no, con un brillo travieso de poder en los ojos.

No la puedo besar, pero que le den, quiero tocarla. Le pregunto a Amelia si le puedo tocar el clítoris y dice que sí efusivamente. Bajo la mano y empiezo a frotárselo, y ella grita de placer. Me encanta lo suave, mojado y caliente que lo tiene.

Pero la señora Hunter me vio. Le dice a Emmanuel que me coja más fuerte como castigo, y se agacha y vuelve a pellizcarme el pezón. Es demasiado: sentir el pene de Emmanuel palpitándome dentro, las sensaciones en el clítoris mientras los dedos de Amelia resbalan sobre él, el sonido de los gemidos de Erica mientras Andrew se la coge, el tacto suave de la vulva hinchada de Amelia en la mano y ahora la descarga de dolor en mi pezón. **Me pego al pecho de Emmanuel y me vengo con tanta intensidad y a tal volumen que me alegra que todos mis vecinos estén aquí y nadie más pueda oírme.**

Amelia presiona su cuerpo desnudo contra el mío mientras tiemblo hasta que me quedo inmóvil, mientras Emmanuel me abraza con ternura por detrás.

Hacemos esto cada sábado —me susurra Amelia al oído.

Squirting o eyaculación femenina

La eyaculación femenina, ¿es un mito del porno o es real? Y si es real, ¿es flujo o es pis? No creo que me equivoque al decir que todas nos lo hemos preguntado alguna vez. Estas preguntas no tienen una respuesta definitiva (los estudios sobre el cuerpo femenino siguen siendo escasos), pero lo único que hay que saber es que, le demos la definición que le demos, algunas vulvas sueltan un chorro cada vez que mantienen relaciones sexuales, algunas lo hacen de vez en cuando, y otras, nunca.

Si tienes muchas ganas de hacerlo —y yo soy de las que cree que todo debe probarse al menos una vez—, te voy a aconsejar cómo intentarlo, y quizá incluso puedes hacerlo durante el siguiente relato. Para que conste, he tenido a un montón de hombres entre las piernas que han intentado hacerme eyacular, y creo que solo uno consiguió que saliera un chorrito. Es posible que lo que hicieron funcionara con otras personas, pero no conmigo. Como todo lo que hemos visto en este libro, es necesario dedicar tiempo a la autoexploración para ver a qué reacciona tu cuerpo. Dicho esto, deja que te explique lo que me funcionó a mí para que puedas probarlo si quieres.

PASO 1: Puede parecer una obviedad, pero necesitas estar muy hidratada.

PASO 2: Prepárate colocando una toalla debajo, o ponte en una superficie que no te importe que se moje. Así, no tendrás que preocuparte por si mojas el colchón mientras lo pruebas. Como hemos visto en la página 24, preocuparnos por algo puede quitarnos las ganas.

PASO 3: Relájate al máximo concentrándote en respirar despacio y centrándote en tu placer (puedes poner en práctica la técnica de respiración de la página 54).

PASO 4: Introduce un juguete (o los dedos) en tu vagina de forma que te estimulen la zona del punto G. Repite el movimiento haciendo el gesto de «ven aquí».

PASO 5: Con la mano que tienes libre, presiona el hueso púbico, justo por debajo del vientre y por encima de la vulva.

PASO 6: En lugar de tensar los músculos por el placer, relájalos e incluso empuja un poco.

PASO 7: Sigue estimulando la zona de placer, subiendo la intensidad de la presión y la velocidad.

PASO 8: Si sientes que tienes que hacer pis, esa es la eyaculación, así que no te reprimas.

PASO 9: Déjate llevar y no dejes de hacer el movimiento.

IMPORTANTE: A veces la eyaculación puede coincidir con el orgasmo, y otras puede aparecer antes; ambas cosas son normales.

PEGGING

TIEMPO DE LECTURA
<7 MINUTOS

LA PAREJA SEXUAL ES
SUMISA

LISTA DE INGREDIENTES SEXIS
- ☐ MASTURBACIÓN
- ☐ CLÍTORIS/DEDO
- ■ CUNNILINGUS
- ☐ FELACIÓN
- ☐ ESTIMULACIÓN DE PEZONES
- ☐ PENETRACIÓN VAGINAL
- ■ SEXO ANAL/ESTIMULACIÓN ANAL
- ☐ AZOTES
- ■ JUGUETES SEXUALES
- ☐ ASFIXIA
- ■ BDSM

La semana pasada, mi novio me preguntó si podíamos ver porno y masturbarnos juntos. Últimamente, nuestra vida sexual ha sido un poco monótona, así que acepté encantada. Escogimos un video cada uno. En el suyo, una mujer que llevaba un traje negro de látex reluciente y una máscara conducía a un hombre a una mazmorra, le ordenaba que se desnudara y luego se ponía una prótesis. Yo no lo habría escogido nunca, pero me gustó. El intercambio de roles me pareció muy erótico.

Los dos nos vinimos, y cuando nos estábamos lavando los dientes antes de ir a dormir, vi que mi novio estaba reuniendo fuerzas para decirme algo: tensaba los hombros, respiraba hondo, tragaba saliva y apartaba la mirada. Yo ya sabía qué quería preguntarme.

Pensé en qué le iba a contestar. Sería una experiencia nueva, desde luego, y ver porno con él me había demostrado que me apetecía experimentar. No teníamos ningún juguete para estimularle la próstata, y me gustaba la idea de ser yo quien le diera ese tipo de placer por primera vez. Y la idea de ponerme detrás de él, de cogérmelo como él a mí, ser como un hombre con el poder de penetrar, me prendía. Me saqué el cepillo de dientes de la boca y terminé con su sufrimiento.

—Si quieres que probemos el *pegging*, por mí bien.

Llevamos toda la semana preparándonos. Cada noche, se acuesta desnudo en la cama y me siento encima de él, vestida, justo en el hueco entre sus piernas. Lubrico un dildo anal, dibujo círculos alrededor de su ano y lo empujo un poco hacia dentro. Incluso esta pequeña muestra de poder me excita. Los dildos han ido aumentando de tamaño a medida que avanza la semana, para ir poniendo a prueba sus límites. Algunas noches le metí uno antes de cenar y le ordené que se lo dejara puesto mientras enrollaba los espaguetis alrededor del tenedor, y lo miré, excitada, desde el otro lado de la mesa. Otras noches le masajeé la espalda y luego las nalgas, abriéndolas del todo para ver la base del dildo, saludándome.

Esta noche es la noche. Ya tengo el arnés y la prótesis.

Hice todo el trabajo de preparación que podía hacer. Ya estamos listos.

En el baño, me hago una coleta y me quito la camiseta y el brasier, pero me dejo los jeans puestos. Le dije que me espere en la habitación, desnudo. Cuando abro la puerta, lo encuentro sentado en el borde de la cama, junto al arnés y al dildo que dejé preparados. Está nervioso y se agarra al borde del colchón. Me acerco y le doy un beso, uno muy profundo y le lleno la boca con la lengua. Me quito los jeans y las pantaletas y le digo que sea un buen chico y los guarde. Cuando hace lo que le digo, noto un cosquilleo en la vulva.

Le digo que se arrodille junto a mis pies y que me los bese mientras me preparo para cogérmelo. Cuando lo hace, noto su efecto en mi vulva.

Con la prótesis puesta, bajo la mirada y le digo que la lama.

—Quiero que la dejes bien mojada y lista para penetrarte —digo.

Hace lo que le ordeno. Ver cómo se mete el dildo hasta la garganta me provoca un subidón de adrenalina. El poder que me da esta nueva dinámica me está poniendo a mil.

—Lo estás haciendo muy bien —le digo. La saliva recorre el dildo y me gotea en la vulva desnuda. Le pongo las manos en la cabeza para sentir cómo se mueve, arriba y abajo. Me mira con ansias mientras la lame, y noto como si mi vulva estuviera en llamas.

Le digo que se suba a la cama. Lo hace, y se pone en cuatro.

Me quedo de pie junto a la cama, justo detrás de él. A mano izquierda, sobre la cómoda, tenemos un espejo. Nos miro y la imagen es increíble: yo, totalmente desnuda con un pene erecto delante de mí; él, en cuatro, también con un pene enorme y duro que le cuelga entre las piernas. Vuelvo a mirar hacia lo que tengo delante. Tiene el culo un poco levantado, desesperado por que lo toque. Me lamo un dedo, mojándolo todo lo que puedo con mi saliva, y se lo meto en el ano, entrando y saliendo con cuidado. Alrededor de mi dedo, noto su tirantez y calidez. Sé que le está gustando por cómo mueve el cuerpo y me lo acerca. Su excitación hace que me palpite la vulva bajo la prótesis. Podría hacerlo ya, podría meterle el dildo, pero estoy disfrutando demasiado de mi poder.

Le digo que se dé la vuelta y se tumbe de espaldas. Me subo también a la cama, con su cara entre las rodillas. Le digo que abra la boca, y obedece.

—Tendrás que hacerlo un poco mejor —digo.

Empujo el dildo y vuelvo a llenarle la boca con él. Me agarra de las nalgas, tratando de controlar la situación, pero le aparto los brazos y se los inmovilizo por encima de la cabeza. Sigo cogiéndole la boca. Nos miramos a los ojos. A él le está encantando, y a mí también.

Aparta la boca del dildo.

—Es más difícil de lo que parece, ¿verdad? —le suelto.

Le digo que vuelva a ponerse en cuatro. Mientras avanzo de vuelta a su culo, tomo el lubricante. Aprieto para que el líquido salga, y al hacerlo se desliza entre sus nalgas. Tiembla al sentir lo frío que está. Utilizo mi mano caliente para extenderlo por el ano, y vuelve a temblar. Esta vez, le meto dos dedos y él gime.

—Te voy a meter la verga —le digo.

Me siento tan poderosa. El deseo me ha endurecido los pezones, y sé que se me ha hinchado la vulva, y aun así es como si el pene que tengo entre las piernas fuera mío de verdad.

Tomo el dildo con una mano y lo froto contra el ano mojado. Gime con ganas, deseándolo más que nunca. Una oleada de adrenalina se abre paso a toda velocidad por mi cuerpo cuando pienso en lo que estoy a punto de hacer. Estoy a punto de cogerme a mi novio de una forma que jamás había imaginado. El placer se arremolina en mi interior.

Presiono el dildo contra su ano lubricado poco a poco, centímetro a centímetro. Oigo cómo se le corta la respiración, y luego respira con lentitud e intensidad.

—Dime qué sientes —le ordeno.

—In... increíble. —Es lo único que logra decir.

Se lo meto aún más y su cuerpo se acerca hacia mí, balanceándose contra el dildo presa del placer. Vuelvo a mirarme al espejo, quiero ver lo increíble que estoy mientras se lo meto y se lo saco. Quiero ver lo mucho que me está gustando tenerlo en cuatro, dejándose coger como suelo hacerlo yo.

—Estoy tan dentro de tu culo —le digo, poniéndome cachonda con esta nueva fiebre de poder que me está embriagando, y sigo penetrándolo, embistiéndolo. Sus gemidos provocan mis movimientos, y su placer hace que mi clítoris palpite sin tocarlo siquiera—. Dime cómo es que te cojan.

—Me siento... lleno —dice entre jadeos mientras se lo meto aún más. Mi pene lo llena por completo y le estimula la próstata. En el espejo veo que parece estar en otro planeta, en otro universo de placer—. Es... duro.

—Sí —digo, inclinándome hacia él y rozándole desde la nunca hasta la parte baja de la espalda con la punta de los dedos.

Esta sensación añadida le provoca otro gemido.

—Me encanta tenerte dentro —dice, jadeando.

—Me encanta estar dentro de ti —le digo. El placer me está volviendo loca—. Estás recibiendo muy bien mi pene.

Bajo la mano y le agarro el pene con la mano. Un sonido salvaje sale de su garganta. Su cuerpo se estremece bajo el mío. Le acaricio el pene y lo penetro aún más.

—Eres muy buen chico —le digo mientras le azoto la nalga.

Su cuerpo convulsiona, su pene me palpita en la mano y el semen sale disparado contra las sábanas. Cae rendido sobre el colchón con

el gemido más largo que jamás le he oído. Lo miro, satisfecha de mi trabajo. Salgo de él con mucho cuidado y muy despacio, con la vulva palpitándome como loca y me quito la prótesis. Cuando la lanzo al suelo, se gira hacia mí, con el pecho agitado y los ojos cerrados, y parece que nunca haya sido más feliz en toda su vida. Abre los ojos y me sonríe.

—Gracias —dice.

—El placer es mío —digo, bajándome de la cama—. Y ahora, limpia este desastre.

Vuelve a sacar el espejo

Seguramente no estás leyendo este libro en orden cronológico, así que no sé cuánto hace que leíste el «Consejo clave» y te sentaste con las piernas abiertas delante del espejo. Pero ahora te pediré que vuelvas a hacerlo.

Uno de los beneficios de la masturbación que menciono en la introducción es que puede hacer que te sientas más a gusto con tu cuerpo. Cuando nos masturbamos, es importante que entendamos que es como tener sexo con nosotras mismas y lo convirtamos en una práctica de autocuidado en su máxima expresión. Y de eso trata este consejo.

A muchas personas puede costarles mirarse al espejo, y aún más si lo que ven es su cuerpo desnudo y su vulva. Pero hacerlo encierra muchísimo poder, valentía y coraje, y todos ellos son esenciales para abrir la puerta a todo el placer que podemos llegar a sentir. Quiero que, cuando termines este libro, sientas que ahora estás conectada contigo misma más que nunca, y que tengas ganas de sentir placer con todo tu cuerpo y tu mente. Por eso te animo a que te sientes delante del espejo y te toques. Cuando te mires, quiero que recuerdes que darse amor y placer a una misma es lo normal, además de una experiencia increíble. Quiero que te digas lo maravillosa que eres. Lo preciosa que eres. Lo mágica que eres. Masturbarse delante del espejo es llevar el sexo en solitario al siguiente nivel, lo expreses como lo expreses.

Sé que solo pensarlo puede resultar un poco imponente. A mí también me pasaba. Sentirme segura con mi propio cuerpo ha sido un camino lleno de baches, como también lo ha sido lo que siento al mirarme al espejo. Es difícil que te guste tu cuerpo cuando todo lo que nos llega son imágenes retocadas con Photoshop y con filtros de todo tipo. El primer paso para sentirte a gusto contigo misma es rodearte de influencias positivas. Aléjate de todas las personas que sigues en las redes sociales que te hacen sentir inferior, y empieza a acercarte a otras que muestran cuerpos naturales. Te recomiendo que eches un vistazo a la revista digital *Sunday Morning View*, que celebra todo tipo de cuerpos y eleva a la categoría de arte todo lo que nos han enseñado que está mal y es imperfecto.

Hay varias cosas que me han ayudado a poder mirarme al espejo y sentirme más sexi que nunca. Una fue hacerme una sesión de fotos en ropa interior. Suena aterrador, ¿a que sí? No negaré que, bajo la ropa interior de encaje, era un manojo de nervios. Pero a medida que avanzaba la sesión, me fui sintiendo cada vez más cómoda, e incluso empecé a pasármela bien. Me convertí en la persona sensual que sabía que llevaba dentro. Cuando llegó el momento de ver las fotos, pensaba que no me gustaría ninguna, porque en general no me gusta cómo salgo en las fotos, y sobre todo si estoy intentando ser sexi, y mucho menos si estoy casi desnuda. Me quedé pasmada al descubrir que me encantaban casi todas. A partir de entonces, empecé a verme de otra forma.

Para seguir con mi proceso para ganar seguridad en mí misma y aceptar mi cuerpo, mi mejor amiga Reed Amber (de *ComeCurious*) y yo creamos el reto de los treinta días al desnudo. El reto consiste en que te saques una foto desnuda desde distintos ángulos cada día durante treinta días, solo para ti. Cuanto más veas tu cuerpo, más verás su belleza. Te animo mucho a que lo pruebes.

Cuando terminé el reto, me sentía tan orgullosa de mi cuerpo que me prometí que, cada vez que me mirara al espejo y pensara que estoy irresistible, estaría obligada a sacarme una foto para poder recordar esa sensación en los días en los que no me siento tan bien conmigo misma. Porque, como todo, estas percepciones y sentimientos van y vienen. Habrá días buenos y días malos, y no pasa nada. ¿Por qué no lo pruebas?

Por último, se acabó lo de decirte cosas negativas. Todas lo hemos hecho. Nos hemos estirado la piel del vientre y hemos pensado cosas horribles sobre nuestro aspecto. Pero ha llegado el momento de aprender a reconfigurar esos pensamientos negativos y transformarlos en comentarios positivos. Mírate al espejo y dite todas las cosas que te encantan de tu cuerpo. Puede que al principio te cueste, pero no tires la toalla. Me encantan mis tetas. Me encantan mis nalgas. Me encanta mi vientre. Me encantan mis labios. Me encanta mi cadera. Pruébalo: cuanto más lo repitas, más empezarás a creerlo.

Pero volvamos al espejo. Este consejo es para que hagas lo que quieras delante de él. Igual te basta con mirarte al espejo y dedicarte palabras bonitas antes de entrar en materia con el siguiente relato.

MI AMANTE, EL DIOS DEL *ROCK*

TIEMPO DE LECTURA
>10 MINUTOS

LA PAREJA SEXUAL ES
SEXI Y FAMOSO

LISTA DE INGREDIENTES SEXIS
- ■ MASTURBACIÓN
- ■ CLÍTORIS/DEDO
- □ CUNNILINGUS
- ■ FELACIÓN
- ■ ESTIMULACIÓN DE PEZONES
- ■ PENETRACIÓN VAGINAL
- □ SEXO ANAL/ESTIMULACIÓN ANAL
- □ AZOTES
- □ JUGUETES SEXUALES
- □ ASFIXIA
- □ BDSM

Estoy rodeada de una masa de cuerpos sudorosos que saltan y lanzan puñetazos al aire al ritmo de la voz grave y melosa que llena el estadio. Es la cuarta vez que lo veo durante la última gira. La semana pasada logré lo imposible y me puse en primera fila, a unos metros de él. Hoy estoy unas filas más atrás, y su forma de moverse por el escenario me tiene hipnotizada. Cuando toma el micrófono para cantar, con los brazos extendidos, lo roza con los labios. Estoy tan cerca que puedo ver la barba de dos días que le cubre la barbilla y la forma en que la camiseta se le pega al pecho. Aunque me sé las letras de memoria, me centro en cómo las canta y bailo al ritmo de la música como si me fuera la vida en ello.

Empieza la siguiente canción y no le hace falta cantarla, porque todo el público está gritando la letra. Dobla un poco las rodillas, inclina la cabeza hacia atrás y ríe, sorprendido por el volumen de nuestras voces, y luego mira hacia la muchedumbre, a la izquierda, a la derecha, y luego, mientras sus ojos repasan la sección de los que estamos más cerca del escenario, posa los ojos en mí. Por un momento, creo que me lo estoy imaginando. Pero en cuanto empieza a cantar, con la boca moviéndose en sincronía con la mía, sé que está pasando de verdad: tiene los ojos clavados en los míos. Mi estrella de *rock* favorita no solo me ha visto, sino que me está cantando. Siempre he pensado que es guapísimo, pero aun así me sorprende la intensidad con la que se estremece mi cuerpo.

No soy capaz de seguir sosteniéndole la mirada porque me siento muy desnuda. Para cuando me atrevo a volver a mirarlo, ya se movió hacia la parte izquierda del escenario. Carajo. Qué ganas de contárselo a Isla; se supone que iba a venir hoy, pero tuvo que quedarse en casa porque tiene migraña. Me digo que no se me puede olvidar comprarle un recuerdo en el puesto de la entrada del estadio para animarla.

Me sé a la perfección la lista de las canciones que van a tocar, y cuando bajan las luces al final de esta canción, y la batería sigue tocando a un volumen más flojito para que la adrenalina del público no se apague, sé que se están yendo del escenario una última vez antes de volver para el gran final. Cuando por fin se vuelven a encender las luces y un aplauso ensordecedor se abre paso por todo el estadio, la chica que tengo delante se gira y me grita al oído: «¡Te llaman los de seguridad!». Está señalando hacia delante. La valla está a dos filas de donde estamos. Un hombre enorme y musculoso vestido de negro me está haciendo un gesto para que me acerque. Miro a mi alrededor, pensando que debe de estar llamando a otra persona, pero no, es a mí. Me abro paso entre la multitud como puedo y extiende las manos para ayudarme, indicándome que salte la valla. No sé qué he hecho mal, y quiero quedarme para la última canción, pero hay demasiado ruido, así que dejo que me tome de las axilas y me levante por encima de la valla.

—¿Qué pasa? —trato de gritarle al oído ahora que estoy a su lado, pero me toma de la mano y me lleva hacia uno de los extremos del escenario, donde cruzamos una puerta. La música todavía se oye, pero menos, y noto el clásico silbido en los oídos.

Ahora, el hombre se explica. Mira hacia atrás y sonríe.

—Vas a una fiesta —me dice.

El corazón se me acelera porque no sé a qué se refiere. Me lleva a una sala enorme sin ventanas que se está llenando de personas que ríen y charlan, con pulseras VIP y acreditaciones, que deben de haber visto el concierto desde los extremos del escenario. El hombre de seguridad me deja con una mujer y le dice algo al oído. Ella me sonríe, me saluda con un abrazo, y entonces la música —es él, que volvió a salir— empieza a sonar a todo volumen en los altavoces. Me gusta tanto esta canción que no necesito que nadie me anime a bailar. Además, estoy encantada de la vida, porque creo que esta debe de ser la fiesta de después del concierto. Después de tanto tiempo, ¿de verdad voy a poder conocerlo?

La próxima vez que se abre la puerta de la sala, todo son vítores. Debe de ser porque entró. El corazón empieza a latirme a una velocidad hasta ahora desconocida. No lo veo bien porque unas personas que entiendo que son sus amigos y familiares lo tienen rodeado; decido que cuando el grupo se diluya, me acercaré. Claro que no llegué hasta aquí para luego ni siquiera saludarlo. Y en un rincón de mi cerebro no puedo ignorar la emoción de pensar que estoy aquí porque me vio entre la multitud. Por una razón u otra, él me invitó.

Con el corazón latiendo como loco, me pongo a bailar otra vez, pero solo consigo llegar al estribillo antes de que alguien me toque el brazo...

Me giro.

Y ahí está él, con una sonrisa relajada, el pelo empapado de sudor, la camiseta pegada a los pectorales. Cierro los labios y una sonrisa me cruza la cara sin que pueda evitarlo. Sin pararme a pensar en lo que estoy haciendo, le tomo la mano y se la estrecho efusivamente. Su palma está caliente, pero me parece que tiene el tacto de la seda. Mi reacción le hace gracia.

—Tenía que asegurarme de que no eres un espejismo —aclaro.

Ríe, como si le diera vergüenza lo que acabo de decir, y se presenta. Me hace mucha gracia, porque, por supuesto, sé perfectamente quién es. Le pregunto si estoy aquí gracias a él.

—Ya te había visto en otros conciertos —dice. Me parece una locura que esté oyendo esa voz grave tan cerca de mí. Me parece todavía más atractivo ahora que veo las arrugas alrededor de sus ojos y los hoyuelos casi imperceptibles de sus mejillas. No somos capaces de quitarnos los ojos de encima, y me pregunto qué está pensando—. Me encanta tu forma de bailar. No podía soportar la idea de no verte bailar nunca más.

Justo cuando estoy a punto de empezar a hiperventilar, alguien se le acerca corriendo, rodeándolo con el brazo, llevándoselo para presentarle a alguien. Mientras se alejan, se gira para mirarme y me guiña un ojo. Siento chispas en la vulva. La cabeza me dice que en realidad no lo conozco de nada, pero a mi vulva le importa una mierda. Si tuviera la oportunidad, me lanzaría de cabeza.

Me pongo a bailar otra vez, esperando con todas mis fuerzas que vuelva, y pensando en su cumplido, disfruto más que nunca al mover mi cuerpo. Pero no vuelve y, cuando barro la sala con la mirada, no lo veo por ninguna parte. Voy a buscar el baño, diciéndome lo surrealista que ha sido esta noche. Si se fue, no pasa nada: lo conocí, hablamos, e incluso flirteé con él.

Pero resulta que sigo estando de suerte...

Abro la puerta de lo que creo que es el baño, pero en realidad es un camerino. Hay un sillón alargado, sillas delante de espejos retroiluminados, mesas con ramos de flores y cestas de frutas, y delante de mí hay un baño con la puerta abierta en el que hay una regadera cuadrada enorme desde la que cae agua sobre... sobre él, mi ídolo. Está de cara a mí, enjabonándose, desnudo, con el pene colgando entre las piernas. Se me abre la boca.

Él ríe. Dobla las rodillas e inclina la cabeza hacia atrás, como ha hecho antes en el escenario, y dice en voz alta para que oiga a través del agua:

—No lo puedo creer, justo estaba pensando en ti. —Cuando ve que no contesto, porque soy incapaz, añade—: Será mejor que te acerques. —Trago saliva.

—¿Y eso? —logro decir.

Ladea la cabeza y, con una sonrisa traviesa, dice:

—Para que pueda comprobar que no eres un espejismo.

Cierro la puerta detrás de mí. Me acerco. Él cierra la llave, con el último rastro de espuma resbalándole por el cuerpo. Entro en las baldosas mojadas de la regadera. Y entonces me detengo a un centímetro de él, porque no sé por dónde empezar. Una no está siempre en un sueño hecho realidad.

—Me acabas de conocer —dice, recorriéndome los labios con los ojos—. ¿Seguro que quieres hacer esto?

Bajo la mirada hacia su pene. Se está excitando ante mis ojos, levantándose y endureciéndose. Es un poco curvado y tiene una peca. Le estoy mirando el pene, pienso. Es su pene de verdad.

—Desde luego que quiero hacerlo —digo.

Como si hubiera dicho las palabras mágicas, me toma de la cara con ambas manos y me besa con ansias, metiéndome la lengua en la boca. Le rodeo el cuello con los brazos, sintiendo su pene, que ya está duro del todo, contra mi entrepierna. El agua de su cuerpo me atraviesa la ropa y me moja la piel. Me empuja contra la pared de baldosas mojadas y yo le paso las manos por el cabello empapado y las bajo por su espalda. Mi vulva se está haciendo muy presente. Noto cómo me arde y se me hincha entre las piernas.

Me toma en brazos y yo lo rodeo con las piernas. Me siento ligera como una pluma en sus brazos. Está muy fuerte, seguro que tiene que entrenar como loco para poder aguantar el ritmo de las giras. Me saca de la regadera y volvemos al camerino, sin dejar de besarnos, y me deja en el sillón. Me quito los zapatos de una patada, me desabrocho los jeans y los dejo caer por debajo de las caderas. Él tira de ellos mientras yo me quito la camiseta y el brasier. Se pone encima de mí con cuidado y el peso de su cuerpo mojado contra el mío es una sensación de otro mundo. Lo rodeo con las piernas otra vez. Me besa el cuello; son unos besos largos, concentrados y mojados, y mientras lo hace arquea la espalda, frotando su pene duro contra la vulva que tengo atrapada en las pantaletas. La fricción me llena de desesperación. Su piel sigue caliente por el regaderazo y yo me agarro a él, dando las gracias por que no sea un producto de mi imaginación.

De pronto se incorpora y, con un movimiento rápido, me quita las pantaletas y se deshace de ellas. Mientras va a por un condón, me siento en el sillón, abro las piernas y empiezo a tocarme, porque de lo contrario explotaré. Estoy totalmente mojada y extiendo el flujo por toda mi vulva, por encima de mi clítoris endurecido y mis labios ansiosos.

Él me mira mientras se acerca, desenrollando el condón y bajándoselo por el pene.

—Eres tan sexi... —dice, con un punto de admiración en la voz.

La emoción de su elogio hace que me ponga de pie y lo empuje contra el sillón. Me siento a horcajadas. Me deslizo sobre él de manera pausada. Cada milímetro de mi vagina disfruta del grosor de su pene, y cada terminación nerviosa se estremece de placer. Lo tengo dentro y la sensación es tan increíble que no sé si reír o gemir. Me balanceo sobre sus caderas, introduciéndomelo hasta el final. Él me toma los senos y me los junta bruscamente, y entonces se mete uno de mis pezones en la boca y lo succiona, mirándome con esos ojos que tan bien conozco. Contraigo los músculos contra su pene y él me suelta el pezón para gemir de placer. Acelero el ritmo mientras subo y bajo, mirando al hombre que me ha gustado desde hace tanto. La curva de su pene tiene el ángulo perfecto para tocarme el punto G, y el placer es muy intenso.

Me inclino hacia él y le tomo la barbilla con una mano.

—Quiero que te vengas en mi boca —digo sin dejar de moverme.

Él asiente, con los ojos muy abiertos y ansiosos. **Sigo moviéndome, con su pene deslizándose mientras entra y sale, y el placer empieza a crecer en mi interior. Lo agarro de los hombros, inclino la cabeza hacia atrás y dejo ir un gemido largo y jadeante mientras llego al clímax.**

Me toma de las axilas y me levanta, lanzándome al sillón. Tira el condón y se me acerca, poniéndome su precioso, suave y duro pene en la cara. Se lo agarra y yo abro la boca con ansias, expectante, con la vagina latiéndome todavía tras el orgasmo.

—**Me voy a venir** —anuncia.

Pone los ojos en blanco y me llena la boca de su semen salado y dulce a la vez. Siempre he querido tragarme su eyaculación. Y ahora la tengo, goteándome por la cara, resbalándome por la lengua.

Él cae derrotado en el sillón, junto a mí, mientras yo apoyo la cabeza contra el cojín y me limpio la boca. Cierro los ojos y me pregunto si acabo de vivir uno de los momentos más memorables de mi vida. Entonces miro alrededor de la sala. En una de las mesas junto a los espejos veo lo que quiero: papel y pluma. Aunque estoy bastante cansada, me obligo a levantarme para ir por ellos. Sin haber recuperado del todo el aliento, se los doy.

—¿Y esto? —Me mira, confundido.

—Fírmame un autógrafo —le digo, sonriendo—. ¿Puede ser para mi amiga Isla?

ESTO ES SOLO EL PRINCIPIO

Para mí ha sido todo un placer, y espero que para ti también, ayudarte a conectar con tu cuerpo de una forma tan íntima. Este libro no trata solo sobre cómo masturbarte, sino sobre cómo darte lo que mereces, volver a sentirte a gusto con tu cuerpo y reconocer, aceptar y celebrar los placeres que la naturaleza nos ha dado.

El placer es solo el inicio de este camino. Hablar sobre sexo, ya sea en solitario o no, es importante y necesario. Nos permite ganar seguridad y sentirnos más conectadas con nosotras mismas y con las personas de nuestro entorno. Por eso, espero que después de leer este libro te atrevas a verbalizar lo que te gusta y a hablar más abiertamente sobre sexo con tus amigos y familiares, así como con cualquier pareja que puedas tener. Y, sobre todo, espero que te hayas desprendido de toda vergüenza que en el pasado hayas sentido al masturbarte o al pensar en tus deseos y fantasías.

Gracias por tomar este libro y por tener curiosidad. Me muero de ganas de saber lo que vas descubriendo. Ven a decírmelo a Instagram (@florencebark). Recuerda que mereces sentir este placer, y que el viaje hacia el amor propio es solo tuyo, así que hazlo a tu manera. ¡Ve por ello!

Paz, amor ¡y a disfrutar masturbándote!

Besos, Florence

CONSTRUYE TUS PROPIAS FANTASÍAS SEXUALES

Hay quien dice que todo el mundo tiene un libro por escribir. A mí me gusta decir que todo el mundo tiene una historia erótica por imaginar. Si quieres inventarte tu propia fantasía, pero no te resulta fácil pensar en qué te prenderá más, preparé una serie de puntos de partida que encontrarás en las siguientes páginas. Lee cada apartado y escoge un elemento (o tres, o diez, o tantos como quieras) de la lista, e intenta crear un relato erótico para cuando te toques. Si lo haces, me encantaría que me lo contaras. ¡Te espero en Instagram!

FANTASÍA NÚMERO 1

Ubicación	+	Personalidad	+	Ingredientes sexis

FANTASÍA NÚMERO 2

Ubicación	+	Personalidad	+	Ingredientes sexis

FANTASÍA NÚMERO 3

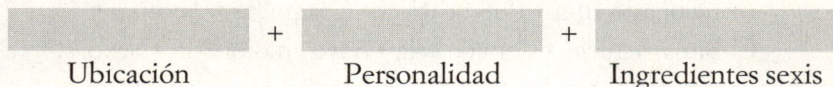

+	+
Ubicación	Personalidad	Ingredientes sexis

UBICACIONES

Cocina • Dormitorio • Sala de estar • Baño • Jardín • Gimnasio • Vestidor • Biblioteca • Cine • Piscina • Sauna • *Jacuzzi* • Oficina • Supermercado • Vestuario • Casa del árbol • Garaje • Parque • Campo • Prado • Parque temático • Hotel • Iglú • Ascensor • Recepción • Tren • Avión • Coche • Camión • Tractor • Restaurante • Limusina • Vivero • Centro comercial • Estacionamiento • Consulta médica • Comisaría • Dentista • Campo/estadio deportivo

PERSONALIDAD DE LA PAREJA (O PAREJAS)

Descarada • Traviesa • Obscena • Rabiosa • Alegre • Cariñosa • Romántica • Seductora • Sexi • Áspera • Generosa • Poderosa • Sumisa • Obediente • Taciturna • Inquieta • Activa • Aficionada al aire libre • Frenética • Tímida • Segura de sí misma • Seria • Graciosa • Remilgada • Sexual • Buena • Mala • Aterradora • Conocida • Tranquilizadora • Mandona • Relajada • Coqueta • Pensativa • Imperturbable • Arisca • Divertida • Ocurrente • Inteligente

INGREDIENTES SEXIS

Estímulo de los senos • Succión de pulgar/dedo • Masturbación • Felación • Penetración con los dedos • Estímulo clitoriano

• Cunnilingus • Dildo • Vibrador • Otro juguete no mencionado aquí • Provocación • Cosquillas • Ternura • Cubitos de hielo • Cera de vela • Sexo apasionado • Sexo brusco • *Bondage* • Masajes • Caricias • Tirón de pelo • Besos dulces • Besos apasionados • Sin besos • Asfixia • Azotes/látigos • Estimulación anal • Sexo anal • Trío • Orgía • Voyerismo • Que te descubran • Control del orgasmo (*edging*) • Misionero • La mujer arriba • Sentada encima, de espaldas • De pie • Por detrás • Sobre los muebles • Abrazándote por detrás • Otra posición no mencionada aquí

AGRADECIMIENTOS

Ahora que tengo que escribir este apartado, me estoy dando cuenta de que ¡publiqué un libro! He leído tantos agradecimientos de mis autores favoritos que escribirlos me llena de alegría. Así que, a ti, lectora, gracias por la valentía y el amor que has demostrado al comprar y leer un libro de un tema en el que no siempre es fácil entrar. Las personas como tú hacen que las cosas cambien, así que no pierdas la curiosidad.

Gracias a mi maravillosa y talentosa editora Emily Barrett, por su apoyo y por ayudarme a crear magia en estas páginas. La torturé obligándola a leer y editar relatos eróticos en la oficina —a pesar de que esto la hacía sonrojarse—, y este libro no existiría sin ella. ¡Qué mujer!

Gracias a mi heroína, mi madre, que ha sido mi mayor fan desde el día en que nací. Y eso no cambió cuando hablar de sexo se convirtió en mi trabajo. Todos los días doy las gracias por que nunca me haya dedicado un mal comentario, incluso cuando di mis mejores consejos para hacer felaciones a personas de todo el mundo (3.7 millones de visualizaciones, y seguimos sumando), e incluso cuando le dije que necesitaba que me llevara a una manifestación a favor de los derechos de las trabajadoras sexuales en Los Ángeles mientras estábamos de vacaciones; no solo me llevó, sino que se quedó y caminó por Hollywood Boulevard con una enorme sonrisa en la cara.

Gracias a mi becaria, Emm Cheeky, por acompañarme mientras escribía algunas de estas meditaciones eróticas y repasar todos los consejos conmigo para asegurarnos de que eran los mejores. Además, me leyó los relatos para que me asegurara de que sonarían bien en el audiolibro. Tu entusiasmo me inspira siempre que trabajamos juntas.

Y, por último, aunque de ninguna manera menos importante, gracias a mi cómplice, Reed Amber. Si no te hubiera conocido, este libro no se habría escrito. Has revolucionado mi vida en el mejor de los sentidos. Juntas cambiamos el contenido sobre sexo y relaciones, y hemos ayudado a mucha gente. A las maravillosas oyentes de *Curious F**kers*: su apoyo lo es todo para nosotras. Reed es el yin de mi yang, una verdadera amiga.

Y, como diría Snoop Dogg, gracias a mí por trabajar cada día y convertir todo esto en realidad. He estado esforzándome por valorarme más, y ojalá que esto te inspire para darte las gracias a ti también. Incluso si es solo por comprar un libro que ha cambiado tu forma de masturbarte para siempre.

NOTAS

INTRODUCCIÓN

1. <https://www.glamourmagazine.co.uk/article/glamour-masturbation-survey>.
2. <https://yougov.co.uk/topics/society/articles-reports/2022/02/10/orgasm-gap-61-men-only-30-women-say-they-orgasm-ev>.
3. <https://www.psychologytoday.com/gb/blog/stress-and-sex/201510/the-orgasm-gap-simple-truth-sexual-solutions>.
4. Kerner, Ian, *She Comes First* (Nueva York: William Morrow & Co, 2004).

CONSEJO CLAVE: CONOCE TU ANATOMÍA

1. Puppo, V., y Puppo, G. (2015), «Anatomy of sex: Revision of the new anatomical terms used for the clitoris and the female orgasm by sexologists», *Clin. Anat.*, 28, págs. 293-304.